Erich Noser
Politik statt Pillen

D1669956

Erich Noser

Politik statt Pillen

Damit leben nicht mehr krank macht

Mit Illustrationen von Janina Noser

Rex-Verlag Luzern/Stuttgart

Verlag und Autor danken dem Sanitätsdepartement des Kantons Luzern, dem Bundesamt für Gesundheitswesen, Bern, dem Forum für Ökologie und Ethik NEULAND sowie den Ärzten für Umweltschutz, die durch ihre Beiträge die Publikation dieses Buches ermöglicht haben.

CIP-Titelaufnahme der Deutschen Bibliothek

Noser, Erich:
Politik statt Pillen / Erich Noser. –
Luzern; Stuttgart: Rex-Verlag, 1990
ISBN 3-7252-0537-X

© 1990 by Rex-Verlag Luzern/Stuttgart
Umschlag und Illustrationen: Janina Noser
Druck: Maihof Druck AG, Luzern
Einband: An der Reuss AG, Littau/Luzern
ISBN 3-7252-0537-X

Inhaltsverzeichnis

Politische Medizin

Kann ich in den vier Wänden meiner Arztpraxis meine Patientinnen und Patienten heilen?

Viele Krankheiten sind auf schlechte Lebensbedingungen zurückzuführen. In der Dritten Welt ist Armut die wichtigste Ursache für Krankheit und Tod, und auch bei uns haben sozial Benachteiligte eine um Jahre geringere Lebenserwartung als Privilegierte. Die Rolle des Arztes besteht allzu oft darin, den Patienten mit schmerzstillenden, beruhigenden, angstlösenden Medikamenten zu helfen, sich besser an krankmachende Strukturen anpassen zu können. So werden ungesunde Zustände stabilisiert, und der Arzt schadet mehr, als er nützt. Langfristig hilft den Patienten nur eine Veränderung der krankmachenden Lebensbedingungen. Politik statt Pillen!

Ärzte halten sich gerne aus der Politik heraus. Aber selbst mit den üblichen guten Ratschlägen «Nicht rauchen! Sport treiben! Gesund essen!» geraten wir zwangsläufig in politische Dimensionen. Da auch die Gesundheit der Passivraucher auf dem Spiel steht, muss zu ihrem Schutz politisch etwas getan werden. In frischer Luft Sport zu treiben können wir nur dann mit gutem Gewissen empfehlen, wenn die Luftschadstoffe durch politische Massnahmen auf ein gesundheitlich unbedenkliches Mass gesenkt werden. Gesund essen setzt eine verantwortbare Landwirtschaftspolitik und eine verantwortbare Preispolitik voraus. Gesunde Nahrungsmittel sollen sich alle leisten können. Bei der Bildungspolitik muss das Wohl der Schüler und Schülerinnen, bei der Arbeitspolitik das Wohl der Arbeitenden, bei der Staatspolitik das Wohl der Bürger und Bürgerinnen im Vordergrund stehen. Trifft das nicht zu, machen die entsprechenden gesellschaftlichen Strukturen krank, und es gehört dann zum Aufgabenbereich jedes Arztes, sich politisch für Veränderungen einzusetzen. Es genügt nicht, die Patienten zu motivieren, dass sie gesund leben. Wir müssen uns auch dafür engagieren, dass sie gesund leben k ö n n e n. Das nenne ich Politische Medizin.

Obwohl mir viel daran liegt, dass Politische Medizin zu einem allgemeinverständlichen und zu einem für alle Ärzte selbstverständlichen Begriff wird, habe ich kein Buch ü b e r Politische Medizin geschrieben. Die nachfolgenden 24 Texte sind vielmehr gelebte politische Medizin. In einer Projektgruppe von «NEULAND Forum für Ökologie und Ethik» stellten wir uns die Aufgabe, beim Projekt «Gesundheitsförderung in der Gemeinde» des Sanitätsdepartementes des Kantons Luzern mitzuhelfen. Wir suchten nach geeigneten Themen, die wir als Denkanstösse, Diskussionsgrundlagen und Handlungsaufforderungen in Form einer Wanderausstellung mit Begleitbroschüre vorlegen wollten. Das Projekt konnte zwar (noch) nicht realisiert werden, gab aber den Anstoss zu diesem Buch. Daher bin ich den Projektgruppemitgliedern für ihr Mitdenken zu Dank verpflichtet.

Danken möchte ich auch den Vorstandsmitgliedern von NEULAND, die sich dafür eingesetzt haben, dass mein Buch realisiert werden konnte.

Dem Sanitätsdepartement des Kantons Luzern und dem Bundesamt für Gesundheitswesen verdanke ich namhafte finanzielle Beiträge zur Verbilligung des Buches.

Am herzlichsten danke ich meiner Tochter Janina und Frau Dr. Helen Christen. Janina Noser hat sich intensiv mit den angesprochenen Themen auseinandergesetzt und diese auf ihre eigene künstlerische Art visuell gestaltet. Und Helen Christen hat als Lektorin meinen Text so einfühlsam verbessert, dass meine persönliche Ausdrucksweise erhalten blieb.

Erich Noser

1

Leben nach menschlichem und ökologischem Mass

Von welcher Lebensweise können wir am ehesten erwarten, dass wir gesund bleiben? Wir müssen Mass halten! Unmässigkeit macht krank, allzuviel ist ungesund.

Masshalten heisst nicht, weniger gut und weniger angenehm leben. Im Gegenteil: wer sich überisst und zuviel Alkohol trinkt, büsst nicht nur langfristig mit einer verkürzten Lebenserwartung, sondern auch unmittelbar mit Übelkeit, Blähungen, Bauchschmerzen, eventuell Schlaflosigkeit, während Essen und Trinken mit Mass den Gaumen erfreuen und Körper und Seele gut tun.

Sport ist gesund, aber nur, wenn wir uns mit Mass sportlich betätigen. Leistungssport, professionell ausgeübt, dient dem Geldverdienen. Gesundheitliche Schäden werden bewusst in Kauf genommen.

Selbst Medikamente haben nicht nur ihr Gutes. Gewiss: bei vielen Krankheiten sind sie hilfreich. Auf der anderen Seite haben Medikamente in der Regel desto mehr unerwünschte Nebenwirkungen, je wirksamer sie sind. In vielen Fällen machen sie süchtig. Auch decken sie oft Probleme nur zu, anstatt sie zu lösen. «Schütze Dein Herz vor dem herzlosen Alltag!» las ich im Schaufenster einer Drogerie. Ist das eine Aufforderung, den Alltag herzlicher zu gestalten? Beileibe nicht. Es handelt sich um die Reklame für ein Medikament gegen nervöse Herzbeschwerden.

Das menschliche Mass wird nicht allein in der individuellen Lebensführung, sondern noch mehr im gros-

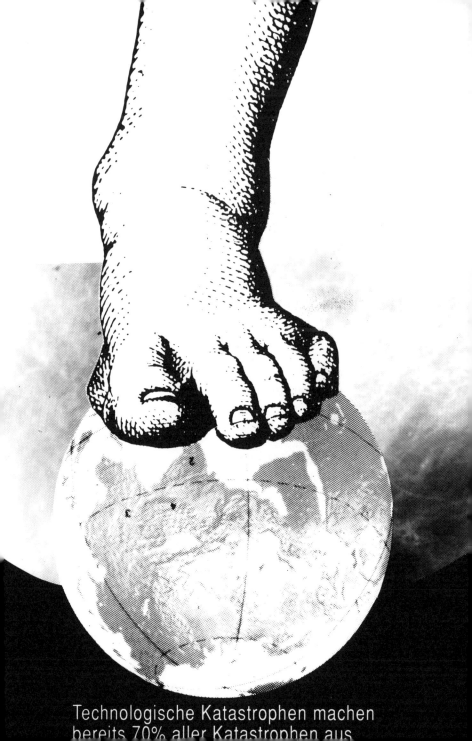

Technologische Katastrophen machen
bereits 70% aller Katastrophen aus.

sen gesellschaftlichen Bereich überschritten. Der rasante technologische Fortschritt hat uns wohl das Leben erleichtert. Nun öffnet sich aber gleichsam eine Schere: Der Schaden wird grösser als der Nutzen.

Ein bekanntes Beispiel für ein derartiges Nutzen-Schaden-Verhältnis ist die Überdüngung in der Landwirtschaft. Wird ein Feld gedüngt, steigt der Ertrag anfänglich stark, später nur noch wenig. Wenn der Düngereinsatz weiter gesteigert wird, nimmt der Ertrag ab. Übermässige Stickstoffzufuhr führt zu einer Störung des ökologischen Gleichgewichts, dadurch dass jene Pflanzen überhandnehmen, die mit mehr Stickstoff besser gedeihen, und die anderen Pflanzen, die magere Böden bevorzugen, aussterben. Werden auch Insektizide und Pestizide angewendet, so vermehren sich gewisse Tier- und Pflanzenarten allzu stark, weil die natürlichen Feinde vernichtet wurden.

Ein anderes Beispiel für die Öffnung dieser Schere ist das Auto. Die Erfindung des Automobils wurde als ein grosser Fortschritt gefeiert. Sie führte zur individuellen Mobilität, die geradezu mit persönlicher Freiheit gleichgesetzt wird. Heute zeigen sich mit aller Deutlichkeit die Nachteile: Verlust an Kulturland durch die Asphaltierung der Strassen, Lärm, Luftvergiftung mit den bekannten Folgen, Unfälle. Das Auto nimmt den Leuten die Strasse als Lebensraum weg, und zwar viel radikaler, als dies im Mittelalter der Fall war, als die Hausbewohner ihren Urin, Kot und Unrat auf die Strasse warfen und Gestank und Rattenplage die unliebsamen Folgen waren.

Auch die Spraydosen zeigen ihre Kehrseite. Das Treibgas, das den Fortschritt der angenehmen Anwendung und des tiefen Eindringens beim Inhalieren gebracht hat, entpuppt sich als Zerstörer der Ozonschicht, die Leben auf unserem Planeten erst ermöglicht. Es besteht die Gefahr einer ungeheuren Umweltkatastrophe.

Tatsächlich schlummert in grossen technologischen Systemen ein ungeheures Katastrophenpotential. Aus einer chemischen Fabrik kann Giftgas ausströmen. So geschehen in Seveso, Bhopal und Schweizerhalle. In jedem AKW kann es zum GAU kommen, dem grössten anzunehmenden Unfall, in Three Mile Island so gut wie in Tschernobyl. Auch in der Schweiz. Den Giftmüll kippen wir ins Meer, exportieren wir in Dritt-Welt-Länder, hinterlassen wir unsern Nachkommen. Die Herkunft des Aids-Virus ist nicht mit Sicherheit geklärt. Die Mehrzahl der Wissenschafter nimmt an, dass sich das Aids-Virus durch Mutation aus einem verwandten Virus, welches die Grüne Meerkatze in Zentralafrika befällt, gebildet hat. Die These, wonach das Aids-Virus in Laboratorien gentechnologisch entstanden sei, wird von den meisten Experten als unwahrscheinlich angesehen. Dass die Möglichkeit allerdings in Erwägung gezogen werden kann, ist grauenhaft genug. Die Menschheit ist soweit fortgeschritten, dass sie in der Lage ist, sich sowohl durch atomare Waffensysteme als auch durch Gentechnologie auszurotten.

Naturkatastrophen hat es immer gegeben. Technologische – vom Menschen verursachte – Katastrophen machen jedoch bereits über 70% aller Katastrophen aus. In Analogie zu den Medikamenten sind sie die katastrophalen Nebenwirkungen von komplizierten technologischen Systemen. Letztere können nicht sicherer sein als die Menschen, die sie entwerfen, erbauen und betreiben. Die Macher und Nutzniesser der gefährlichen Technologien negieren diese Binsenwahrheit. Mittels einer irreführenden Informationspolitik schaffen sie die Akzeptanz, indem sie die Ergebnisse von Risikoanalysen verheimlichen, um «die Bevölkerung nicht zu verängstigen», um «keine Panikmache zu betreiben».

Was ist zu tun? Das krasse Missverhältnis zwischen technologischem und ethischem Fortschritt muss ausgeglichen werden. Wir müssen zu einem Leben nach menschlichem und ökologischem Mass zurückfinden. Die Verantwortung für unsere Gesundheit und für unser Leben dürfen wir nicht länger delegieren, weder an die Ärzte noch an die Wissenschafter noch an die Wirtschaftsmanager noch an die Politiker. Für unser eigenes Wohl und für das Wohl unserer Mitmenschen müssen wir die Verantwortung selber tragen.

> **«Auf unserem Planeten ist Leben möglich geworden, weil er gegen die tödliche Strahlung aus dem All hinlänglich abgeschirmt ist, bloss eine zuträgliche Dosis gelangt noch zu uns. Diese Abschirmung und Klein-Dosierung ist DIE Schöpfungstat Gottes, die auf unserem privilegierten Stern Leben in mannigfaltigsten Formen entstehen liess.»**

> Kurt Marti: «Ruhe und Ordnung»
> Luchterhand
> Darmstadt 1984

2

Wir brauchen den sicheren Boden unter den Füssen

Naturwissenschaftlich wird der Mensch aufgefasst als eine Maschine, die sich streng nach den Gesetzen der Physik und Chemie richtet und die man, wenn sie nicht mehr gut funktioniert, in der Werkstatt reparieren kann. Ist der Mensch tatsächlich nur eine Maschine? Und bedeutet Kranksein, ein Rädchen zuviel oder zuwenig haben?

Am Anfang will ich eine Schwindelgeschichte erzählen. Ein junger Mann ging zum Arzt, weil ihm öfter schwindlig wurde. Der Arzt untersuchte ihn von Kopf bis Fuss und konnte keinen krankhaften Befund erheben. Weder waren die Gehörgänge verstopft, noch die Ohrtrompeten verklebt. Das Herz schlug regelmässig, der Blutdruck war normal. Hinweise auf eine Stoffwechselstörung fanden sich nicht. Die Überprüfungen des Nervensystems ergaben auch keine Erklärung für den Schwindel. Nun erfolgte die Überweisung an die Spezialisten. Der Ohren-Nasen-Halsspezialist fand nichts, der Augenspezialist fand nichts, der Spezialarzt für Neurologie fand nichts. Ein Hirntumor konnte mittels Computertomographie ausgeschlossen werden. Zu guter Letzt kam der Patient zum Psychiater. Nach einem eingehenden Gespräch kam der Psychiater zum Schluss: «Dem Mann ist schwindlig, weil er keinen Boden unter den Füssen hat.»

Heute wird viel von Ganzheitlichkeit gesprochen. In allem fordern wir eine ganzheitliche Betrachtungsweise. Ganz bedeutet vollständig, heil, gesund.

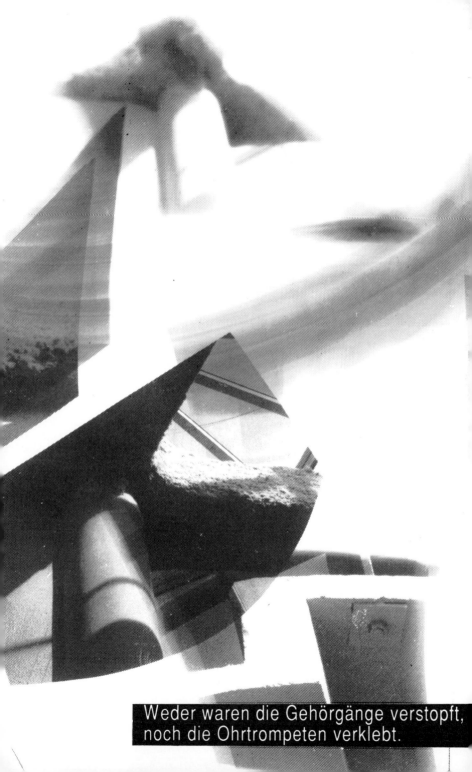

Weder waren die Gehörgänge verstopft,
noch die Ohrtrompeten verklebt.

Der Mensch ist ein ganzheitliches Wesen.
Er hat eine Gestalt, einen lebendigen Körper.
Er hat einen Geist, ist fähig, vernünftig zu denken.
Er hat Gefühl, liebt und trauert, weint und lacht.
Er hat ein Gewissen und
übernimmt Verantwortung.
Und das Ganze ist mehr als die Summe der Teile.
Der Mensch ist verwurzelt in einer Gegend
und vernetzt in der Gesellschaft.

Die Krankengeschichte vom Schwindel offenbart die psycho-soziale Vernetzung des Menschen und sie offenbart, dass oftmals am Ende der ärztlichen Untersuchung dem Patienten nicht geholfen wird. Dem Mann ist schwindlig, weil er keinen Boden unter den Füssen hat. Was geschieht nun nach dieser Diagnosestellung? Im besten Fall wird dem Patienten psychotherapeutisch eingehämmert, dass er doch mit beiden Füssen auf dem Boden stehe. Aber wer gibt ihm den tragenden Boden, wenn er um seinen Arbeitsplatz bangen muss? Wenn der Mietvertrag seiner Wohnung gekündigt wurde? Wenn er sich von seinen Mitmenschen nicht akzeptiert fühlt? Wenn ihn seine Bezugspersonen verlassen, wenn ihm seine Liebsten wegsterben? Wenn er ganz einfach Angst hat, den mörderischen Strassenverkehr, die Atombombe, den ökologischen Kollaps, das fremdbestimmte Leben fürchtet?
In einem Krieg werden viele Menschen getötet und verwundet – im alltäglichen Kleinkrieg werden viele Menschen krank. Zwischenmenschliche Spannungen in der Ehe und Familie, im Haus, mit den Nachbarn, in der Schule, in der Politik, im Militär, am Arbeitsplatz gehören zu den wichtigsten Krankheitsursachen und vermindern die Abwehrkräfte gegen Infektionskrankheiten und Krebs. Es ist erschreckend, wie lieblos die Menschen oft miteinander umgehen.
Ob man mit seiner Arbeit zufrieden ist, hängt wesent-

lich vom herrschenden Arbeitsklima ab. Auffallend viele krankheitsbedingte Absenzen lassen sich auf ein schlechtes Arbeitsklima zurückführen. Bei Autofahrern sind Aggressionen gang und gäbe. In den Häusern herrscht selten ein friedliches Einvernehmen, besonders in der Waschküche entzündet sich der Kleinkrieg.

Kränkung macht krank. Natürlich sind nicht alle Menschen in gleichem Masse verletzlich. Aber schwache Stellen haben alle, und oft decken diese schwachen Stellen einen Zusammenhang mit der Art der Bedrohung auf: Schwindel bei Verunsicherung! Der Angst im seelischen Bereich entspricht die körperlich empfundene Enge. Die Enge in der Brust (Angina pectoris), die Enge in den Bronchien (Asthma), der zugeschnürte Hals, wenn sich der Körper weigert, die Beleidigungen und Ungerechtigkeiten hinunterzuschlucken, die verkrampften Därme, die nicht mehr loslassen können, der Kopf, der zu zerspringen droht. Wut lässt die Galle hochkommen, Ärger schlägt auf den Magen.

Der Mensch als ganzheitliches Wesen und als Teil des Ganzen kann nur gesund sein, wenn er in Frieden und Harmonie mit Natur und Gesellschaft lebt. Wir müssen aufgehoben sein, getragen und umarmt werden. Wir brauchen den sicheren Boden unter den Füssen, die Existenzgrundlage, das soziale Netz, das Band der Liebe.

meine angst
die mir begegnet
in vielen gesichtern

meine angst
die weint
in den säuren des regens

meine angst
die dasteht
als kühlturm

meine angst
die auffährt
in panzern

meine angst
die schreit
in lautlosen schreien

Kurt Marti
Heil-vetia
Lenos
Basel 1981

3

Der Süchtige ist auf der Flucht vor Bedrängnis, auf der Suche nach etwas Besserem, und wird zum Sklaven seiner Droge

Auf die Schulstunde folgt die Pause, nach den Mühen des Tages erholen wir uns im Schlaf, in den Ferien nehmen wir Abstand vom belastenden Alltag. Anspannung und Entspannung bilden einen lebensnotwendigen Rhythmus. Zur Ausgrenzung aus der frustrierenden Wirklichkeit gibt es aber auch verschiedene künstliche Hilfsmittel und Methoden.

Man berauscht sich an einer Wagner-Oper oder an einer Flasche Wein, man joggt um high zu sein, man isst und trinkt zuviel oder sitzt stundenlang vor dem Fernseher, um sich abzulenken, man arbeitet ein paar Nächte durch oder man zieht sich die Bettdecke über den Kopf, um die Welt zu vergessen.

Niemand käme auf den Gedanken, solche Verhaltensweisen als Sucht zu bezeichnen. Wir alle schleppen Konflikte und Probleme mit uns herum, die wir im Augenblick nicht lösen können. Und jeder hat seine eigenen Mechanismen entwickelt, um der Konfliktlösung auszuweichen oder sie zumindest aufzuschieben und um den Problemdruck erträglich zu machen.

Wer seine Konflikte jedoch immer nur verdrängt und seine Probleme immer nur zudeckt, gewöhnt sich an dieses ausweichende Verhalten. In diesem Sinn kann alles süchtig machen: Nicht nur Medikamente, Alkohol und Nikotin, auch Essen und Fernsehen, Musikhören und Arbeiten, Spielen, Sport und Sex, auch Geld und Macht. Und man begreift, dass die Suchtgefahr

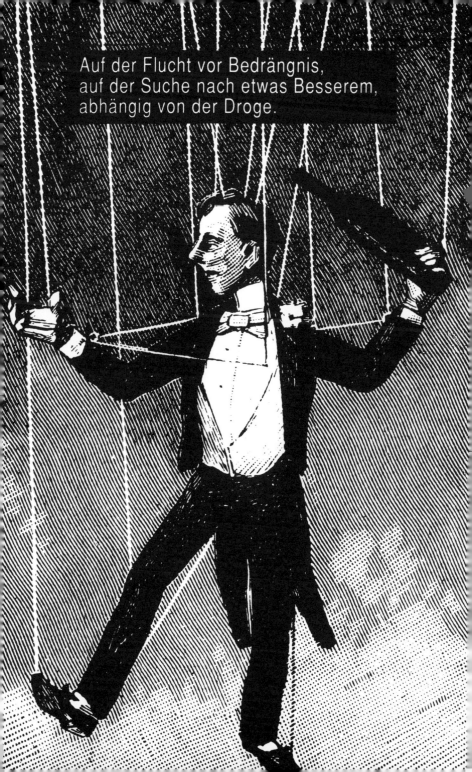

Auf der Flucht vor Bedrängnis,
auf der Suche nach etwas Besserem,
abhängig von der Droge.

sehr gross ist. Das liegt zum einen daran, dass man diese Alltagsdrogen leicht bekommt. Der Dealer ist überall. Zum andern sind die heutigen Lebensbedingungen an der Flucht in Scheinwelten schuld. Obwohl materiell fast alles zu haben ist, ist besonders die Jugend arm an echten Lebenschancen. Die Kehrseite des technischen Fortschritts und des materiellen Reichtums wird sichtbar. Die Böden, das Wasser und die Luft werden zusehends schlechter, sodass wir uns ängstigen, ob wir und unsere Nachkommen noch atmen werden, essen und trinken können. Die Atomtechnik verheisst uns nicht nur grenzenlose Energiegewinnung, wie anfänglich optimistisch versprochen, sondern auch Krankheit und Tod. Die neuen Produktionstechniken führen nicht nur zu Reichtum und Freizeit, sondern auch zu Arbeitsstress und Arbeitslosigkeit. Je grösser die Machtmittel werden, desto mehr Menschen sind ohnmächtig und unfrei. In dieser unheilvollen Enge der äussern Bedingungen reicht oft die Kraft nicht aus, die kleinen individuellen Alltagsfrustrationen zu ertragen.

Bei all den Unterschieden, die es zwischen Drogensucht und Alltagssüchten gibt, ist deren Entstehungsgeschichte oft sehr ähnlich. Die verschiedenen Suchtformen sind austauschbar, überlagern sich oder wechseln einander ab. So können süchtiges Rauchen, vermehrter Alkoholkonsum und süchtiges Essen die Arbeitssucht ablösen oder unterbrechen. Kaufsucht, Spielsucht oder Sexgier können die Esssucht ersetzen. Vielfach treten auch mehrere Suchtarten gleichzeitig auf.

Wer süchtig ist, hat seine Freiheit eingebüsst. Das Suchtmittel ist stärker als der Wille des Süchtigen. Natürlich ist die Art des Suchtmittels von grosser Bedeutung. Die Folgen sind anders, ob man sich an Musik oder mit Alkohol berauscht. Verheerend in ihren Auswirkungen sind die in unserem Kulturkreis gesellschaftlich akzeptierten Drogen Tabak und Al-

kohol. Tabakrauchen ist an rund einem Drittel aller
Krebserkrankungen schuld und ist die für Herzkreis-
laufkrankheiten mit den Folgen Herzinfarkt und Hirnschlag wichtigste Ursache. Chronischer übermässi-
ger Alkoholkonsum schädigt Gehirn, Nerven, Herz,
Leber und Drüsen. Beim Heroin ist die grosse psychische und physische Abhängigkeit das eigentlich
Schlimme, während die gravierenden körperlichen
Schädigungen nicht durch die Droge, sondern durch
den gesellschaftlichen Umgang mit ihr, durch das
Betäubungsmittelgesetz, bewirkt werden. Durch unsteriles Fixen im Verborgenen entstehen Entzündungen, werden Hepatitis und Aids übertragen. Und da
der illegale Stoff nicht kontrolliert ist, kann es wegen
Konzentrationsschwankungen der Droge zum «gol-
denen Schuss» kommen, ohne dass Selbstmordab-
sichten bestehen. Es scheint mir wichtig, dass wir
nicht nur die gemeinhin als Drogen bezeichneten
Suchtmittel meiden oder nur mässig geniessen, sondern auch unser alltägliches süchtiges Verhalten kon-
trollieren. Der erste Schritt ist, einzusehen und sich
selber gegenüber zuzugeben, dass man sich süchtig
verhält. Dann muss man sich die beiden Fragen stellen «Wovor flüchte ich?» und «Was suche ich?». Meistens stösst man dabei auf ein Problem, dem man
sich bis jetzt nicht stellen wollte. Nun folgt die Aufgabe, das Problem zu analysieren und wenn möglich
zu lösen. Auch wenn ein Problem aus eigener Kraft
nicht lösbar und man auf Hilfe und Zusammenarbeit
Dritter angewiesen ist, so wirkt doch schon der enga-
gierte Versuch einer Lösung erleichternd und be-
freiend.

Hier und jetzt grassiert eine Drogenepidemie. Jeder
achte Schweizer trinkt täglich soviel Alkohol, dass er
seine Gesundheit schädigt. 46 Prozent der Schweizer
und 29 Prozent der Schweizerinnen rauchen. 360 000
Personen nehmen in unserem Land täglich Schlaf-,

Beruhigungs- oder Schmerzmittel ein. Abhängig von illegalen Drogen sind vergleichsweise wenige, 6000 bis 12 000 Menschen oder 1 bis 2 Promille der Bevölkerung.

Die repressive Drogenpolitik mit gesetzlichen Verboten, polizeilicher Verfolgung und strafrechtlichen Sanktionen hat versagt. Der aktuelle Trend geht hin zur Therapie: Drogensucht wird als Krankheit aufgefasst, der Drogenabhängige gilt als Patient, dem sozial, psychotherapeutisch und medizinisch geholfen werden muss. Damit ist es aber noch nicht getan, denn Drogensucht ist weitgehend ein soziales Problem, also politisch zu lösen. Drogenpolitik muss die Ursachen der heutigen Drogenepidemie erforschen, Missstände beheben, schlechte Strukturen verbessern, krankmachende Normen und Wertvorstellungen verändern.

4

Gesund essen und gut essen schliessen sich nicht aus

Von einem Drittel von dem, was wir essen, leben wir, von den restlichen zwei Dritteln leben die Ärzte. Wir essen zu viel, zu fett, zu süss, zu salzig, aber wir essen zu wenig Nahrungsfasern.

In der Schweiz sind rund 30 Prozent der Erwachsenen und 10 Prozent der Kinder zu schwer. Übergewicht belastet die Volksgesundheit. Die Lebenserwartung der Übergewichtigen ist verkürzt, man spricht sogar von Selbstmord mit Messer und Gabel. Jeder Mann und jede Frau haben an ihren überflüssigen Kilos schwer zu tragen. Schwere haben es schwer! Belastet sind die Gelenke und die Wirbelsäule. Die Füsse werden platt gedrückt. Herz und Kreislauf müssen eine Dauerbelastung aushalten, wie wenn man sein Übergewicht in einem Rucksack mittragen würde. Für Rucksack sagte man früher Ranzen, womit man heute einen dicken Bauch bezeichnet. Ein solcher «Ranzen» drückt das Zwerchfell nach oben, was die Atmung erschwert. Auch der Stoffwechsel wird beeinträchtigt: Dicke leiden häufiger an Altersdiabetes und an Gicht.

Fett ist der energiereichste Nährstoff. Schweizer und Schweizerin konsumieren davon täglich 140 gr. Das entspricht 40 Prozent des gesamten täglichen Energiebedarfs. Gesund ist lediglich ein Gramm Fett pro Kilogramm Körpergewicht pro Tag. Wer 70 kg wiegt, isst mit 140 gr. doppelt soviel Fett als zuträglich wäre. – Fett ist nicht gleich Fett. Für die Gesundheit am

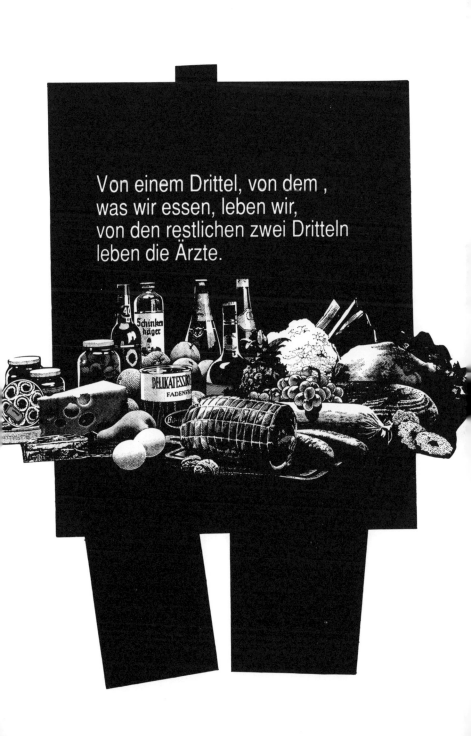

Von einem Drittel, von dem ,
was wir essen, leben wir,
von den restlichen zwei Dritteln
leben die Ärzte.

zuträglichsten sind hochungesättigte Fettsäuren, wie sie in kaltgepressten Pflanzenölen vorkommen.

Unser Zuckerkonsum ist ein weiteres tristes Kapitel. Der raffinierte Zucker ist unnötig und schädlich. Er liefert nur leere Kalorien, jedoch nicht die lebenswichtigen Vitamine, Spurenelemente und Mineralstoffe, welche der Körper zum Zuckerabbau aber gerade benötigt. So müssen diese Substanzen dem Körper entzogen werden, Mineralien aus Zähnen und Knochen. In der Schweiz isst eine Person pro Tag 120 gr., pro Jahr 40 kg Zucker. Richtig wäre null Gramm.

Zum Süssen sollte man an Stelle von raffiniertem Zucker Honig oder Birnel verwenden. Natürlichen Zucker, das heisst nicht raffinierten, sondern Zucker mit Mineralstoffen, Spurenelementen und Vitaminen, bekommen wir in einer gemischten Nahrung ausreichend in Form von Früchten, aber auch als Stärke, der Vorstufe des Zuckers, dann in Gemüsen, Linsen, Bohnen, Kefen, Erbsen, Mais sowie vollwertigem Getreide und Reis.

Raffinierter Zucker kommt nicht nur offen als Streu- und Würfelzucker daher, sondern hält sich in vielen Getränken und Nahrungsmitteln versteckt. Zum Beispiel in gesüssten Getränken: ein Liter Coca-Cola enthält 100 gr. Zucker, gleichviel wie zwei Tafeln Schokolade. Zuckerreich sind auch Patisserien, Biskuits, Glacen und Fruchtjoghurts.

Der tägliche Eiweissbedarf beträgt pro Kilogramm Körpergewicht 0,5 gr. Überschüssiges Eiweiss kann die Niere belasten. Fleisch ist ein hochwertiger Eiweiss-Lieferant, enthält es doch sieben der acht lebensnotwendigen (essentiellen) Aminosäuren. Es geht aber auch ohne Fleisch, denn zwei für sich allein nicht vollwertige Eiweissträger können sich kombiniert zur vollwertigen Eiweissnahrung mit allen acht essentiellen Aminosäuren ergänzen, zum Beispiel Kartoffelstock (Kartoffeln und Milch), Kartoffelauflauf

(Kartoffeln und Ei), Erbsen- oder Gemüsesuppe mit Vollkornbrot, Selleriesalat oder Nüsslisalat mit Baum- oder Haselnüssen.

Salz ist ein lebensnotwendiger Mineralstoff, nur neh- men wir davon durchschnittlich die doppelte Portion, nämlich acht bis zwölf Gramm statt vier bis sechs Gramm pro Tag. Zuviel Kochsalz begünstigt einen hohen Blutdruck.

Zur gesunden Ernährung gehören genügend Ballast- stoffe. Es kommt auf den Fasergehalt der Nahrungs- mittel an. Nahrungsfasern sind unverdauliche Pflan- zenteile. Sie binden im Darm viel Flüssigkeit, quellen auf und regen dadurch die Darmtätigkeit an. Reich an Fasern sind frisches Obst, rohe Früchte, Gemüse und Vollkornprodukte. Nahrungsfasern haben noch andere Vorteile: Zu Fischen serviert man nämlich Salzkartoffeln, weil die Kartoffelfasern die Gräten stumpf machen. Hat man eine Gräte oder eine Nadel verschluckt, so soll man Spargeln essen. Die Fasern umwickeln dann die Gräte oder die Nadel, so dass diese nicht einstecken. Um eine Verstopfung zu ver- meiden, gehört zu einer faserreichen Ernährung eine ausreichende Flüssigkeitszufuhr.

In unserer hektischen Zeit haben wir von den Nord- amerikanern neben manch anderem auch die Fast- food-Essgewohnheit übernommen. Rasch, rasch ei- nen Hamburger reinschieben! Fastfood macht dick und krank. Eine übliche Hamburgermahlzeit, beste- hend aus 120 gr. Hamburger, 118 gr. Pommes frites und 250 ml Coca-Cola, enthält zuviel Fett, zuviel Salz, zuviel Zucker und zuviel Kalorien, dafür zuwenig Vit- amine, zuwenig Mineralstoffe und zuwenig Ballast- stoffe. Ungesünder geht's nicht mehr! Ebenso unge- sund sind andere Snacks wie Hot dog, Wurstweggen, Schinkenbrötli, Pizza und Käseschnitten.

Wer nur wenig Zeit fürs Essen erübrigen kann, soll besser einen gesunden «Burger» aus der Vollwertkü- che wählen. Eine solche Mahlzeit sieht so aus: Tofuburger mit zwei Scheiben Vollkornbrot, Chinakohlsalat mit Grapefruit, Birnen mit Quarkcreme, ein grosses Glas Süssmost mit Mineralwasser gespritzt.

Oder darf es ein Birchermüesli sein? Für meine persönliche gesunde Ernährung ziehe ich ein Birchermüesli vor.

Ernährung hat viele Facetten. Vom Essen und Trinken leben ausser den Ärzten noch sehr viele andere Berufsstände, von den Bauern, Metzgern und Bäckern über die Grossverteiler und Verkäufer zu den Wirten und Kellnern. Die Kochkunst ist in der Lage, das Leben angenehmer zu gestalten. Gaumenfreuden in Gesellschaft verschönern das Leben; Ernährungsphysiologie und Gesundheitslehre sind aber nur Teilaspekte des Ganzen. Mit der Ernährung sind auch ökologische, landwirtschaftspolitische, tierschützerische Probleme verbunden. Schliesslich dürfen wir nicht vergessen, dass es mit der weltweiten Verteilung der Nahrungsmittel überhaupt nicht klappt. Zwei Drittel der Menschen hungern.

Mitschwimmt
im Fett der Suppen
das Hohlaug
des Hungers

blickt
lang
aus leergelöffeltem
Teller

bleibt
wach
im Sattschlaf
danach

Kochbücher:

DIE TOFUKÜCHE, Verena Krieger, Tanner + Stähelin Verlag

DIE GETREIDEKÜCHE, Verene Krieger, AT Verlag

DAS KOCHBUCH FÜR EIN GESUNDES LEBEN, Sarah Brown, Christian Verlag

NATURKÜCHE GESUND UND LECKER, Marlis Weber, Hädecke Verlag

5

Körpergefühl und Selbstvertrauen durch Spiel und Sport

*Mit Doping zu Höchstleistung
für Gold und Geld! Gesundheitssport bringt
Kraft und Ausdauer,
Erholung und Freude,
Freundschaft und Glück.*

Im Sport ist die Leistungssteigerung sensationell. Jahr für Jahr werden neue «Schallmauern» durchbrochen, besonders in den leichtathletischen Disziplinen Schnellauf, Dauerlauf, Werfen, Stossen, Gewichtheben, Hoch- und Weitsprung, auch im Schwimmen. Mit der Spitze kann nur noch mithalten, wer sich dopt. «Entweder ich nehme etwas oder betreibe meinen Sport noch als Hobby», sagte Marcel Arnold, ehemaliger Schweizer-Rekord-Halter über 400 Meter, in einem Interview. Für den Tour de France-Sieger Pedro Delgado sind kraft- und leistungssteigernde Mittel selbstverständlich: «Überall dort, wo gearbeitet wird, werden Drogen im weitesten Sinne verwendet.» Spitzensportler verstehen sich als Berufsleute. Die berufliche Karriere steht auf dem Spiel, es geht um Gold und Geld, gesundheitliche Schädigungen werden als «Berufskrankheiten» in Kauf genommen. Der Sport ist ein Spiegelbild der Leistungsgesellschaft.

Die Vermarktung des Sports ist ein sehr lukratives Geschäft, denn die Sportkonsumenten sind zahlreich. Je unbedeutsamer sich jemand fühlt, desto mehr hat er das Bedürfnis, sich mit einem starken Athleten oder mit einer erfolgreichen Mannschaft zu identifizieren. Inmitten einer begeisterten Menge fühlt er sich getragen. Er kann den Sport aber auch allein

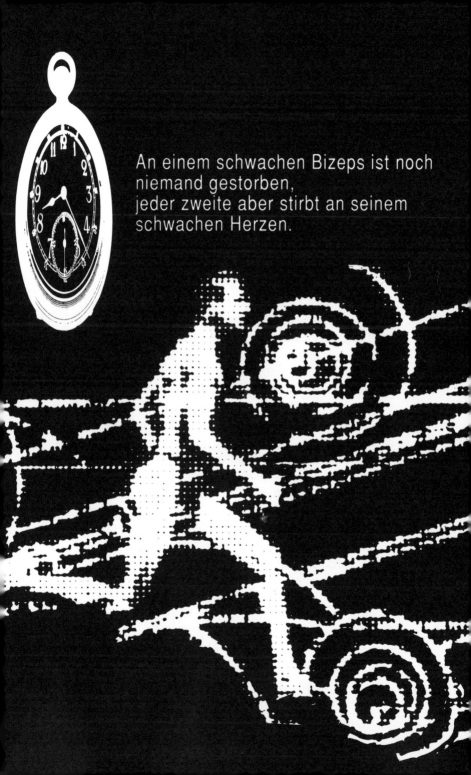

An einem schwachen Bizeps ist noch niemand gestorben,
jeder zweite aber stirbt an seinem schwachen Herzen.

vor dem Fernseher konsumieren, Zigaretten rauchend, Nüsschen essend, Whisky trinkend, angespannt. Allerdings dient das nicht seiner Gesundheit, sondern er schädigt seine Gefässe gleich vierfach! Nicht nur im Spitzensport, sondern auch im sogenannten Gesundheitssport kommen Sportverletzungen häufig vor. Es kann vorkommen, das wir uns als eigentlich gute Skifahrer von Sturz zu Sturz den Hang hinunterquälen, dann nämlich, wenn wir ermüden, uns verkrampfen und auf Hindernisse zu spät reagieren. Auf diese Weise ist ein Bein bald gebrochen. Voraussetzung für eine gesunde und risikoarme sportliche Betätigung sind eine gute körperliche Verfassung und seelisches Gleichgewicht. Singend schwingt sich's besser!

Alle Sportarten, vom Kegeln bis zum Skifahren, vom Fussballgrümpelturnier bis zum Plauschvelorennen, setzen ein Konditionstraining voraus. Dieses soll bereits in den gewöhnlichen Alltag eingefügt sein: Zu Fuss oder mit dem Velo in die Schule oder zur Arbeit gehen, nicht den Lift, sondern die Treppe benützen. Für Seele und Gemüt ist zuträglich, seinen Sport nicht als Einzelgänger, sondern mit Freunden zusammen zu betreiben, in der Gruppe, im Verein, im Club, im Altersturnen. Geteilte Freude ist doppelte Freude. In Sport und Spiel gewinnen wir das verlorene Körpergefühl zurück, freuen uns an unserer Kraft und Schnelligkeit, an den harmonischen Bewegungen und an der Ausdauer. Spielend finden wir Kontakt zu den Mitmenschen.

Auch die Medizin nutzt die gesundheitsförderlichen Seiten des Sports. Während noch vor 20 bis 30 Jahren ein Herzinfarktpatient vier bis fünf Wochen im Bett liegen und sich dann für den Rest des Lebens schonen musste, beginnt nach heutiger Praxis frühzeitig das Herzkreislauftraining mit Wanderungen und Gymnastik. Der Arzt verbietet das Rauchen und fettes Essen, empfiehlt hingegen mit Nachdruck sportliche

Betätigung, damit die Durchblutung verbessert und das Herz gestärkt werden, der Rhythmus von Anspannung und Entspannung sich einpendelt und der Infarktpatient nicht nur gesund wird, sondern sich auch gesund fühlt.

Nicht allein zur Rehabilitation, auch zur Therapie und Prophylaxe wird Sport eingesetzt. Wer wegen eines tiefen Blutdruckes müde ist und sich schwindlig fühlt, soll nicht Medikamente schlucken oder sich ins Bett legen. Vielmehr soll er im Wald laufen oder schwimmen oder Velofahren, dann fühlt er sich wieder fit. Auch dem zu hohen Blutdruck bekommt Joggen gut. Als vorbeugende Massnahme für unsere Gesundheit ist ein Training für das Dauerleistungsvermögen das Beste: an einem schwachen Biceps ist noch niemand gestorben, jeder zweite aber stirbt an seinem schwachen Herzen!

Rückenschmerzen sind weit verbreitet, müssten aber nicht sein. Langfristig helfen dagegen nicht Fango und Massage, sondern aktives Training. Was man selber tut, zählt mehr, als was man bekommt. Selbst eine krumme Wirbelsäule ist beschwerdefrei, wenn sie durch kräftige Muskeln gestützt wird.

Das Leben von Querschnittgelähmten und Amputierten wird durch Sport erleichtert. Die gesunden Anteile werden gefördert, um dadurch die kranken Funktionen zu kompensieren.

Für mich sind Spiel und Sport ein Wundermittel. Wenn ich Ärger habe, treibe ich Sport, dann bin ich wieder ausgeglichen. Wenn ich deprimiert bin, treibe ich Sport, dann bin ich wieder fröhlich. Wenn ich mich schlapp fühle, treibe ich Sport, dann bin ich wieder fit. Und wenn es mir gut geht, treibe ich Sport, um nicht depressiv, schlaff und krank zu werden.

Zwischen der physischen Vita minima des sitzenden Menschen, der seinen Körper nicht gebraucht, und dem durchtrainierten Sportler liegt eine riesige Leistungsbreite. Dass der Trainierte sowohl in bezug auf die aktuelle Gesundheit und das gegenwärtige Wohlbefinden wie auch in bezug auf die gesundheitlichen Zukunftsaussichten weit im Vorteil ist, muss nicht besonders betont werden. Das Körpertraining stellt eine wichtige präventivmedizinische Massnahme dar, wobei die Dauerleistungsfähigkeit das Beste ist, was man sich für seine jetzige und spätere Gesundheit antrainieren kann.

6

Unschädliche Massnahmen gefährlichen Methoden vorziehen

Wickel regulieren den Wärmehaushalt, fördern die Durchblutung und wirken durch pflanzliche Zutaten spezifisch auf bestimmte krankhafte Zustände.

Der Wickel therapiert mit Hilfe der heilenden Wirkung von Wasser und Kräutern. Neben dem Wickel gibt es zahlreiche andere natürliche Heilmethoden, die auf der Wirkung von Licht, Luft, Sonne, Klima, Ruhe, Bewegung basieren, oder die Heilkräuter, Tees, Diäten, Lehm anwenden. Die Homöopathie, die Reflexzonenbehandlung, die anthroposophische Medizin, die Atemtherapie bauen ebenfalls auf natürlichen Methoden.

Wie wirkt der Wickel? Er reguliert den Wärmehaushalt des Körpers. Ein heisser Wickel leitet Wärme zu und ist bei Verspannungen, chronischen Gelenk- und Rückenschmerzen wirksam. Ein kalter Wickel leitet Wärme ab und ist bei akuten Ereignissen wie Fieber, Verstauchungen und Prellungen angezeigt. Neben der direkten Wärmezu- und -ableitung wird durch die Hautreizung reflektorisch die Durchblutung gefördert. Die pflanzlichen Zutaten wirken zudem spezifisch auf bestimmte Organe und Krankheitszustände; z.B. Meerrettich als Nackenkompresse löst den Schleim bei Stirn- und Kieferhöhlenentzündung und Magerquarkwickel um den Hals lindern durch Abschwellung die Schmerzen. Eindrücklich ist auch die schmerzlindernde Wirkung eines Zwiebelwickels bei Ohrenweh.

Der Wickel reguliert den Wärmehaushalt des Körpers.

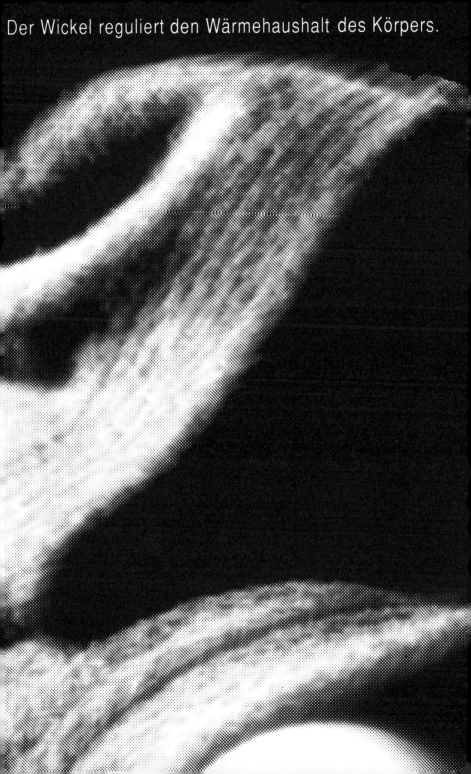

Die Vorzüge des Wickels sind mannigfaltig.

Der Wickel, ein altbewährtes volkstümliches Hausmittel, dient sowohl zur Vorbeugung als auch zur Behandlung von akuten und chronischen Krankheiten.

Oft können Wickel chemische Medikamente ersetzen. Letztere sind nicht ungefährlich, da sie recht häufig schlecht vertragen werden, unerwünschte Nebenwirkungen verursachen und zu Abhängigkeit führen. Grundsätzlich sollen unschädliche Massnahmen gefährlichen Methoden vorgezogen werden. Der geringere Tablettenkonsum ist ein aktiver Beitrag zur Senkung der Gesundheitskosten, zur Verminderung der Umweltbelastung und zur Reduktion der Tierversuche.

Indem wir uns mit den Wickeln und deren Zutaten auseinandersetzen, bekommen wir eine engere Beziehung zur Natur.

Die Wickelmethode ist zeitintensiv. Wir nehmen uns Zeit zum Wickeln. Wir lassen unserem Körper Zeit, wieder gesund zu werden. Damit ist eine Lebenseinstellung verbunden: Es geht uns nicht in erster Linie um Geschäft und Geschäftigkeit, sondern um Lebensqualität und Lebenserfüllung.

Wir übernehmen selber die Verantwortung für uns und delegieren die Sorge um unsere Gesundheit nicht an die Experten.

Andererseits dürfen wir von der Wickelmethode nicht zuviel verlangen und mit Wickeln alles heilen wollen. Trotz Hausmitteln ist der Hausarzt nicht überflüssig!

Anwendungsbeispiele

Fiebersenkende Wadenwickel

Bettdecke vom Fussende her zurückschlagen. Als Bettschutz ein grosses Frottiertuch oder einen Plastik unter die Beine legen. Unter die Waden je ein Woll- oder Frottiertuch legen. Zwei Baumwoll- oder Leinentücher in kaltes Wasser tunken. Dem kalten Wasser kann etwas Essig oder Zitronensaft beigegeben werden (zur Unterstützung der kühlenden Wirkung). Die nassen Tücher so stark auswringen, dass sie nicht mehr tropfen, dann satt um die Unterschenkel legen. Darüber die Woll- oder Frottiertücher wickeln. Die Beine wieder mit der Bettdecke zudecken. Während einer halben bis einer Stunde alle acht bis zehn Minuten die nassen Innentücher wechseln. Bei jedem Wechsel die Innentücher in frischem Wasser auswaschen, da der Körper nicht nur Wärme abgibt, sondern auch Stoffwechselabbauprodukte durch die Haut ausscheidet.

Alkoholwickel

Anwendung bei Venenentzündung, Venenthrombose, Verstauchung, Prellung, nervösen Herzbeschwerden.
Wickellösung: ⅔ kaltes Wasser, ⅓ Alkohol 70%.
Variante mit essigsaurer Tonerde: ⅓ kaltes Wasser, ⅓ Alkohol 70%, ⅓ essigsaure Tonerde.
Tuch in die Lösung legen, nur wenig ausdrücken, auf die kranke Stelle auflegen. Vor dem Warmwerden, d.h. alle 8 bis 10 Minuten, wechseln, 3–4mal erneuern.

Salzwasserwickel

Anwendung bei nässendem Ekzem.
Wickellösung: 1 Teelöffel Kochsalz auf ½ Liter kaltes

Wasser. Das in der Wickellösung getränkte Tuch dreimal täglich 5 Minuten auf das nässende Ekzem legen.

Nackenkompresse mit Meerrettich

Anwendung bei Stirn- und Kieferhöhlenentzündung oder bei Kopfschmerzen.

Ein Stück frischen, ungeschälten Meerrettich raffeln. Auf einer Gaze fingerdick auf einer Fläche von etwa 8 auf 12 cm verteilen. Einpacken durch Übereinanderlegen der Gazeränder.

Meerrettichkompresse auf den Nacken legen, Frottiertuch darüber legen, um Augenreizung durch die Dämpfe zu verhindern. Da die Meerrettichkompresse auf der Haut brennt, bei der ersten Anwendung höchstens vier Minuten einwirken lassen, bei guter Verträglichkeit danach bis zu 10 Minuten steigern.

Wer glaubt, mit «seiner» Methode, sei diese nun Chemotherapie, Psychotherapie oder Physiotherapie, alle Krankheiten heilen zu können, ist ein Sektierer. Dem kranken Menschen wird nur eine ganzheitliche Medizin gerecht. Zur ganzheitlichen Medizin gehören auch die Arbeitsmedizin, die Sozialmedizin, die Umweltmedizin, die politische Medizin. Das Ziel, den Kranken einfach wieder funktionstüchtig und arbeitsfähig zu machen, ist zu kurz gegriffen. Vor allem müssen krankmachende Faktoren, ob es sich dabei um Bakterien oder schlechte soziale oder ökologische Zustände handelt, bekämpft werden.

Literatur zum Thema:
WOHLTUENDE WICKEL
Maya Thüler, Selbstverlag
Blüemlisalpstr. 1, 3076 Worb

7

Nicht bei jeder Erkrankung braucht es Spritzen und Tabletten

Eine Hausapotheke ist in jedem Haushalt zu finden. Nur steht sie meistens am falschen Ort, im Badezimmer, anstatt in einem trockenen und nicht zu warmen Raum.
Die Hausapotheke symbolisiert die Selbstbehandlung. Für seine Gesundheit ist man selber verantwortlich. Der Arzt ist nur Berater.

Bei Grippe können wir nur die Symptome behandeln, da gegen Viren noch kein Kraut gewachsen ist. Nach wie vor sind Bettruhe und Schwitzkur die Grundpfeiler der Grippebehandlung. Um tüchtig zu schwitzen, soll man Lindenblütentee trinken, soviel wie möglich, so heiss wie möglich, so rasch wie möglich, und sich tief ins Bett legen. Bettruhe hat den Sinn, den Organismus zu schonen und die Abwehrkräfte auf den Kampf gegen die Viren zu konzentrieren.

Reichliche Flüssigkeitszufuhr wirkt günstig auf den quälenden trockenen Husten, da so der zähe Bronchialschleim verflüssigt wird. Wenn der Schleim sich löst, ist der Husten nicht mehr so schmerzhaft. Da der Bronchialschleim temperaturabhängig ist, wie der Honig, der in der Kälte hart ist und durch Erwärmen flüssig wird, soll das Krankenzimmer genügend warm sein, etwa 18 bis 20 Grad, und eine genügend hohe Luftfeuchtigkeit aufweisen. Wohltuend bei Bronchitis sind Inhalationen mit Eukalyptus und körperwarme Brustwickel mit Magerquark.

Da Fieber eine «gesunde» Abwehrreaktion des Körpers ist, muss die Körpertemperatur nur gesenkt wer-

Für seine Gesundheit ist man selber verantwortlich,

der Arzt ist nur Berater.

den, wenn Unruhe, Verwirrtheit oder Krämpfe auftreten oder wenn man sich schlecht fühlt. Dazu eignen sich Wadenwickel. Man kann auch Aspirin oder Alkacyl einnehmen, die zugleich gegen Kopf- und Gliederschmerzen wirken.

Austrocknung macht matt und schwach und kann bei Kleinkindern und alten Leuten lebensgefährlich werden. Bei Flüssigkeits- und Salzverlust durch Fieber (oder durch Durchfall, Erbrechen oder Schwitzen infolge sportlicher Betätigung oder körperlicher Arbeit) ist Flüssigkeits- und Salzersatz enorm wichtig. Das Rezept für den Heiltrunk lautet: Auf einen Liter Tee oder gekochtes Wasser 10 Teelöffel Zucker, einen Teelöffel Kochsalz und eine Tasse frisch gepressten Zitronen- oder Orangensaft.

Wegen S c h l a f s t ö r u n g e n schlucken sehr viele Leute jeden Abend ihre Schlaftabletten – und werden süchtig. Mit Schlaftabletten behandelt man nur das Symptom, während gerade bei Schlafstörungen oft deren U r s a c h e n angegangen werden können.

Das Schlafzimmer muss stimmen. Es darf nicht zu warm, aber auch nicht zu kalt sein. Dem einen ist der Raum zu hell – das lässt sich mit Fensterläden und Vorhängen leicht beheben –, dem andern zu dunkel, so dass er Angst bekommt. Da hilft, wie bei kleinen Kindern, ein Lämpchen. Sogar gegen lästigen Lärm lässt sich etwas unternehmen, notfalls dient Oropax als letzte Bremse. Weil kalte Füsse oft am Einschlafen hindern, darf man nicht zu faul sein, ein warmes Fussbad zu nehmen, und nicht zu stolz, Grossvaters warme Bettsocken anzuziehen. Nicht zu unterschätzen ist das Ritual, das überleitet vom Wachen zum Schlafen, sei es das Glas warme Milch, das autogene Training oder das Nachtgebet.

Öfter als Schlaftabletten kommen andere Medikamente oder einfache Massnahmen in Betracht. Hindert nächtliche Atemnot am Schlafen, dann muss der Oberkörper hochgelagert und die Herzkraft mit einem Herzmittel verbessert werden. Zur Ausscheidung der störenden Flüssigkeit in den Lungen genügt als harntreibendes Medikament vielleicht schon Wacholder. Bei Angst und Depressionen sind entsprechende Therapien sinnvoller als Schlafmittel. Gegen schlafstörende unwillkürliche Bewegungen der Beine und Arme, etwa bei der Parkinsonkrankheit, kann der Arzt die entsprechenden Medikamente verschreiben.

Rückenschmerzen, Kopfschmerzen und Schwindel haben ihren Ursprung sehr oft in der Wirbelsäule. Hier verhelfen ein gutes Bett, eine gute Matratze und ein gutes Kopfkissen, die die Wirbelsäule in der physiologisch richtigen Lage halten und so Muskelanspannungen verhindern, viel eher zu einem erholsamen Schlaf als Schmerz- und Schlaftabletten. Wie man sich bettet, so liegt man.

Männer mit Prostatabeschwerden müssen auf das Glas Wein oder den Becher Bier vor dem Zubettgehen verzichten, weil Alkohol ein Anschwellen der Prostata bewirkt. Gegen Harndrang bei älteren Frauen ist oftmals eine Östrogensalbe hilfreich.

Im Schlaf sollen wir uns erholen. Dazu werden während des Schlafes die Körperfunktionen auf Sparflamme gehalten. Mit dem Älterwerden kann jeder in die Lage kommen, dass er, während seine Hirntätigkeit tagsüber gerade noch taugt, nachts verwirrt wird und die Orientierung verliert. Unter Umständen setzt im Schlaf sogar zeitweise die Atmung aus. Hier gilt der Tip, vor dem Schlafengehen eine Tasse starken Kaffee zu trinken. Denn Schlafmittel und Alkohol verschlechtern die Vorgänge im Hirn, während Kaffee mit seiner anregenden Wirkung diese verbessert und so paradoxerweise zum guten Schlaf verhilft.

Was geschieht mit einem Kanarienvogel, der aus seinem Käfig entweicht und aus dem Fenster in die Freiheit fliegt? Er wird nicht lange überleben, denn er hat verlernt, selber Nahrung zu suchen und sich vor Gefahren zu schützen.

Der Patient soll die Verantwortung für seine Gesundheit selber tragen. Sonst verkümmert er zum Kanarienvogel seines Arztes.

8

Der Kopf der einen, die Hände der andern

Wir werden älter, gewiss. Der Alterungsprozess schreitet jedoch nicht gleichförmig von Jahr zu Jahr voran. Es gibt grosse individuelle Unterschiede, die entscheidend von unserer Lebensweise und unseren Lebensbedingungen abhängen. Man denke beispielsweise an den geistigen Zerfall als Spätfolge des Alkoholismus oder an den sehr raschen allgemeinen Verfall, wie er oftmals nach einem Schicksalsschlag, etwa dem Tod des Partners, zu beobachten ist. Auch das Training spielt eine grosse Rolle: Ein Organ, das nicht gebraucht wird, verkümmert, sei es das Gehirn oder seien es die Muskeln. Und schliesslich wissen wir, dass die Organe in ihrer eigenen, je verschiedenen Geschwindigkeit altern. Die Alterssichtigkeit beginnt beispielsweise schon mit 45.

Gelenkabnützungen, insbesondere die Hüftgelenksarthrose, sind im Alter recht häufig. Mit Hilfe von Stöcken kann das Gehen erleichtert werden. Ein Stock ist aber manchmal schlechter als gar keiner, weil durch die einseitige Belastung schmerzhafte Muskelverspannungen auftreten können, was sich mit zwei Stöcken vermeiden lässt. Die Handgriffe sollen bei aufrechter Körperhaltung auf die Höhe der Oberschenkelroller reichen und die Arme in den Ellenbogen leicht angewinkelt sein. So ist die Kraftentfaltung zur Entlastung des geschädigten Gelenkes und die Sicherheit beim Gehen am höchsten.

Die Osteoporose (poröse Knochen infolge Entkalkung) kommt bei Frauen häufiger und in schwererem Grad vor als bei Männern. Das hat mit den Hormonen zu tun.

Bei Veranlagung zur Osteoporose ist eine vorbeugende Behandlung mit Östrogen oder anderen, ebenfalls

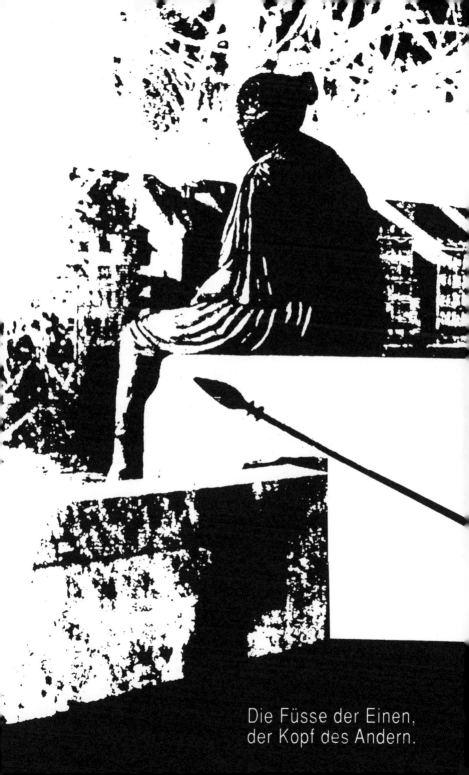

Die Füsse der Einen,
der Kopf des Andern.

wirksamen Medikamenten angezeigt. Die Patientin selbst kann mit calciumreicher Ernährung – Milch, Milchprodukten, Gemüsen – und mit viel Bewegung ihren Teil beitragen.

Wenn die Knochen porös geworden sind, löst eine kleine Ursache oft eine grosse Wirkung aus: ein Knochenbruch, am häufigsten des Schenkelhalses, der Speiche und der Wirbel ist nicht selten. Da gilt es, Stürze zu vermeiden, Stolpern zu verhindern: Gutsitzende statt ausgeleierte Schuhe tragen; Teppiche, in denen die Füsse sich verfangen können, entfernen; kleine Möbel, über die man fallen könnte, wegstellen; unebene Zimmerböden und Treppen ausbessern; bei Schwindelneigung langsam aufstehen; Sehprobleme wenn möglich durch den Augenarzt korrigieren lassen.

Manchmal macht im Alter der Kopf nicht mehr mit. Das Kurzzeitgedächtnis funktioniert nicht mehr, man erinnert sich nicht, was heute und gestern geschehen ist, während Jahrzehnte zurückliegende Ereignisse fest im Gedächtnis haften. Als kleine Gedächtnisstütze eignet sich ein Notizblock, auf dem man alles Wichtige notiert und nach der Erledigung abhäkelt. Wichtig sind eine vertraute Umgebung und eine pingelige Ordnung, so dass das Langzeitgedächtnis die Orientierung sicher steuern kann: alles muss am gleichen Ort wie eh und je sein. Es ist ja bekannt, dass ältere Menschen bei einer Verpflanzung aus dem vertrauten Daheim sich – auch räumlich – nicht mehr zurecht finden.

Und wenn's allein nicht mehr geht, so können andere helfen. Es müssen aber nicht in jedem Fall jüngere Nachbarn oder sogar professionelle Helfer sein. Alte Leute können sich ergänzen und zusammen ein gut funktionierendes Team bilden, beispielsweise eine gehbehinderte Frau mit klarem Kopf und ein Mann mit Gedächtnisschwäche, aber intakten Muskeln und Gelenken. Der Kopf der einen, die Hände des andern!

Tragischerweise scheitert die Nachbarschaftshilfe nicht selten daran, dass der alte Mensch die Helfenden des Diebstahls bezichtigt. Es ist verständlich, dass sich dann die freiwilligen Helfer beleidigt zurückziehen. Vielleicht können sie die unangenehme Situation eher aushalten, wenn sie wissen, dass die ungerechtfertigten Anschuldigungen einer Krankheit entspringen. Bestehlungswahn, Vergiftungswahn und Verfolgungswahn entstehen durch altersbedingte Gehirnveränderungen.

Die alten Menschen sollen so lange sie wollen und so lange es immer möglich ist, zu Hause bleiben können. Die Spitex-Angebote – Haushilfedienst, Hauspflege, Hauskrankenpflege – müssen daher ausgebaut und in bezug auf die Finanzierung durch die Krankenkassen der Spitalpflege gleichgestellt werden. Es geht um die Lebensqualität von einem grossen Teil unserer Bevölkerung.

Viele fürchten sich vor der Pensionierung, weil sie dann Prestige und Macht verlieren – Prestige und Macht in der Arbeitswelt. Weil sie nie gelernt haben, sich auch in anderen Welten zu bewegen, denken sie, dass sie zum alten Eisen gehören.

Arbeit ist wichtig, aber nicht das Wichtigste. Sie darf nur wichtig sein unter andern wichtigen Dingen – die Familie ist wichtig, die Freunde, die öffentlichen Dinge, die privaten Interessen sind wichtig. Wenn wir so den Horizont weiten, ist der Schritt von der Arbeitswelt in andere Welten, in denen man sich auch zu Hause fühlt, nicht mehr so schwierig.

9

Die alte Haut ist verletzlich und juckt

Nichts eignet sich so gut, um das Alter bildlich darzustellen, wie ein runzliges Gesicht. Die Haut als Hülle des Körpers ist am besten sichtbar, und so sind auch ihre Spuren des Alters nicht zu übersehen. Eine alte Haut hat die Elastizität der Jugend verloren. Die Feuchtigkeit, die uns in früheren Jahren das straffe, pralle Aussehen und Anfühlen verlieh, hat sich verflüchtigt. Die Schweissdrüsen sind versiegt und die Talgdrüsen haben aufgehört, die Haut einzufetten. Dünn, trocken und faltig präsentiert sich die alte Haut. Sie ist verletzlich geworden und juckt.

Hautwunden entstehen schon durch geringfügige Ursachen. Bei der Entfernung eines Heftpflasters zum Beispiel kann die Haut gleich mit weggerissen werden. Da muss man wissen, wie sich solche Schäden vermeiden lassen! Einige Tropfen Speiseöl oder Petrol auf das Heftpflaster träufeln, und schon löst sich das Heftpflaster wie von selbst.

Krampfadern bewirken durch die Stauung und den Sauerstoffmangel nicht selten Ekzeme oder sogar offene Geschwüre an der Innenseite der Unterschenkel und Knöchel. Das Prinzip der Behandlung besteht darin, den Rückstrom des venösen Blutes zu verbessern. Um die Stauung zu verringern, soll man die Beine nachts und ab und zu tagsüber hochlagern. Damit es gar nicht erst zur Stauung kommt, können morgens unmittelbar beim Aufstehen elastische Binden straff umgebunden oder Stützstrümpfe respektive Stützstrumpfhosen angezogen werden. Wenn das Stauungsekzem nässt, verschaffen kalte Wickel mit Salzwasser – 1 Teelöffel Kochsalz auf ½ Liter Wasser, 3mal täglich 5 Minuten – rasch Erleichterung.

Die alte Haut ist verletzlich und juckt.

Der quälende Altersjuckreiz ist eine Reaktion auf die trockene Haut. Im Winter nehmen die Beschwerden zu, weil die verminderte Luftfeuchtigkeit als Folge des kalten Wetters und der Zentralheizung die Verdunstung des noch vorhandenen Flüssigkeitsgehalts der Haut verstärkt. Diesen äusseren Umständen sind wir zum Glück nicht hilflos ausgeliefert. Wir können unsere Haut durch warme Kleider schützen und zu Hause die Luftfeuchtigkeit durch relativ niedrige Zimmertemperatur und durch die Verwendung von Verdunstern erhöhen.

Baden ist schlechter als Duschen, da dadurch die natürlichen schützenden Fette, die im Alter ja ohnehin schon spärlich vorhanden sind, entfernt werden. Die gleiche Wirkung haben normale Seifen. Man verwendet besser Seifen mit einem hohen Fettgehalt und trägt nach dem Waschen erweichende und feuchtigkeitsspendende Öle auf.

Allzu häufiges Waschen ist auch für jüngere Menschen nicht nur von Vorteil. Die übertriebene Hygiene zerstört nämlich auch die natürliche Säureschutzschicht der jungen Haut. Wer im Sommer barfuss geht und seine Füsse nur mit Wasser wäscht, mag zwar als Schmutzfink gelten, bekommt aber keine Fusspilze!

Nicht nur die Haut, auch die Schleimhäute sind im Alter trocken. Die «Chrott» im Hals und die trockene Nase, die paradoxerweise nicht selten trieft, können mit einer befeuchtenden Nasensalbe gebessert werden.

Trockene Scheidenschleimhaut ist oft der Grund, warum ältere Leute auf Geschlechtsverkehr verzichten. Das ist bedauerlich, weil Sexualität in jedem Alter schön und bereichernd ist. Mit einer Östrogensalbe für die Vagina kann die Genussfähigkeit meist leicht wieder hergestellt werden.

Für Verdauungsbeschwerden mit Völlegefühl und Blähungen, die bei älteren Menschen oft auftreten, ist oftmals eine ungenügende Magensaftsekretion verantwortlich. Da ist es ratsam, während der Mahlzeiten nicht zu trinken, um den ohnehin spärlichen Magensaft nicht zusätzlich zu verdünnen. Vor dem Essen ein Apéritif als Saftlocker kann jedoch zweckmässig sein. Die notwendige Flüssigkeitszufuhr, auf die im Alter ganz besonders geachtet werden muss, weil das Durstgefühl abgenommen hat, soll zwischen den Mahlzeiten erfolgen.

Eine 75jährige Frau war an Fieber, Husten, Kopf- und Gliederschmerzen erkrankt. Es ging ihr aber bald wesentlich schlechter als andern Grippepatienten. Nachdem sie auf ärztlichen Rat drei Liter Tee pro Tag getrunken hatte, war sie bald wieder gesund: Austrocknung war an ihrem bedrohlichen Zustand schuld gewesen.

Oft ist es richtig, «über den Durst» zu trinken!

10

Durch Impfen kann man schwere Krankheiten vermeiden

Impfungen haben dazu beigetragen, dass viele Infektionskrankeiten, besonders solche, die im Kindesalter auftreten, ihren Schrecken verloren haben. Der Widerstand der Impfgegnerinnen und -gegner richtet sich vor allem gegen die Masernimpfung.

Die Landbevölkerung in Schottland, Frankreich und Deutschland wusste schon im 18. Jahrhundert aus Erfahrung, dass Menschen, die die Kuh-Pocken durchgemacht hatten, nicht an Menschen-Pocken erkrankten. Aufgrund dieses Volkswissens führte der englische Landarzt Edward Jenner 1796 die erste Impfung durch. Er entnahm der Kuhpockenpustel einer Melkerin ein wenig Flüssigkeit und ritzte diese einem Knaben in die Haut. Dann versuchte er, den Knaben mit Menschen-Pockenerregern anzustecken. Der Knabe erwies sich jedoch als resistent, er erkrankte nicht. Durch die Impfung war er immun geworden. Inzwischen konnten dank der weltweiten Pockenimpfung die Pocken vollständig ausgerottet werden.

Das Funktionieren des Immunsystems wird allgemein mit militärischen Ausdrücken bildlich beschrieben. Das Immunsystem besteht aus einem «Heer» von «Abwehrzellen», die ständig im Blut und in den Körpergeweben «patrouillieren» und alles «aufspüren», was dem Organismus gefährlich werden könnte. Fremde Stoffe werden durch die Helferzellen als «Feinde» erkannt und durch die Killerzellen «angegriffen» und «zerstört». Impfungen bewirken, dass sich die «Abwehrzellen» an die entsprechenden

Impfungen bewirken, dass sich die Abwehrzellen an die entsprechenden Krankheitserreger erinnern und diese unschädlich machen können.

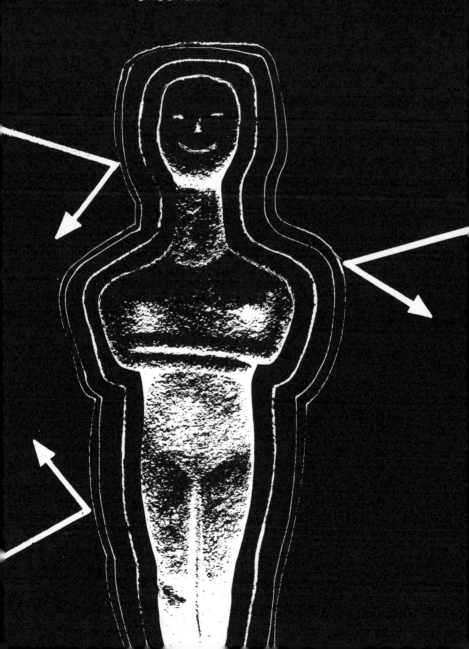

Krankheitserreger erinnern und diese «unschädlich machen» können.

Die Impfung gegen Tuberkulose mit lebenden, abgeschwächten Tuberkelbazillen erhalten nach dem üblichen Impfplan bereits die Neugeborenen, seit 1987 jedoch nur noch Risikogruppen. Zu Beginn und am Ende der obligatorischen Schulzeit wird die Tuberkulose-Impfung bei tuberkulinnegativen Risiko-Kindern wiederholt. Die Tuberkulose ist stark zurückgegangen, kommt jedoch noch vor. Früher war sie hier, heute ist sie in der Dritten Welt noch immer eine häufige und schwere Krankheit. Sie befällt nicht nur die Lungen, sondern auch die Hirnhaut, die Knochen, die Nieren, Nebennieren, Harnleiter, Hoden und Eileiter.

Im Alter von drei, vier und fünf Monaten erfolgt die Vierfachimpfung gegen Diphterie, Starrkrampf, Keuchhusten und Kinderlähmung. Gegen Starrkrampf wird eine Auffrischimpfung alle 5 bis 10 Jahre empfohlen.

Keuchhusten ist sowohl für das kranke Kind wie auch für dessen Eltern sehr unangenehm, dauert der quälende Krampfhusten doch bis drei Monate. Säuglinge und schwächliche Kleinkinder können an Hirnkomplikationen und Lungenentzündung – möglichen Folgen von Keuchhusten – sterben.

Kinderlähmung macht schlaffe Lähmungen, die sich oft nicht mehr zurückbilden. Gefährlich ist die Polio besonders dann, wenn die vegetativen Zentren, die Atmung und Kreislauf steuern, befallen sind.

Bei der Diphterie unterscheidet man zwischen einer gutartigen Form, bei der nur die Mandeln entzündet und mit einer Membran überzogen sind, und einer bösartigen Form, bei der zusätzlich Nieren- und Herzmuskelentzündung auftreten.

Gegenwärtig läuft eine Impfkampagne MMR mit einem Kombinationsimpfstoff mit lebenden, abgeschwächten Viren gegen Masern (M), Mumps (M), und Röteln (R). Impfungen gegen Röteln und Mumps sind mehr oder weniger unumstritten: wenn eine Frau in den ersten drei Schwangerschaftsmonaten, also in der Zeit der Organbildung des Fötus, Röteln durchmacht, besteht die Gefahr, dass das Kind Herzmissbildungen, Gehirnschäden und grauen Star bekommt. Mumps, bei Kindern meist harmlos, führt nach der Pubertät bei 30 Prozent der Männer zu einer Hodenentzündung. Etwa 5 Prozent der dadurch verursachten Unfruchtbarkeit sind dem Mumps zuzuschreiben.

Während bei den Impfungen gegen diese zwei Krankheiten der Nutzen gegenüber einem möglichen Schaden ganz offensichtlich überwiegt, findet über die Masernimpfung eine Kontroverse statt. Die Gegnerinnen und Gegner der Masernimpfung führen an, dass bei Kindern, die Masern durchmachen, gleichzeitig ein Schritt in der psychischen Entwicklung zu beobachten sei und dass eine Besserung einer Krankheitsdisposition, vor allem für Ekzem und Asthma, eintreten könne. Die Befürworter der Masernimpfung weisen in erster Linie auf eine mögliche Masern-Hirnentzündung hin, die bei etwa einem von tausend Masern-Patienten auftritt und zu Idiotie mit vollständiger Pflegeabhängigkeit führen kann. Leichte Hirnbeeinträchtigungen, die gar nicht auffallen, können die Ursache eines hirnorganischen Syndroms (POS) sein. Eine neuere Entdeckung zeigt zudem, dass die Masern eine Form der Zuckerkrankheit, Diabetes Typ Ia, auslösen können.

Es ist darauf hinzuweisen, dass die Kinderkrankheiten in armen Dritt-Welt-Ländern in der Regel viel gefährlicher verlaufen als bei uns. Durch das Auftreten von Aids ergibt sich aber auch in den reichen Industriestaaten eine neue Situation. Da bei den Aidskranken das Abwehrsystem nicht mehr funktionstüchtig ist, kann schon eine sonst belanglose Infektionskrankheit zum Tode führen. Eine Impfung der

gesamten Bevölkerung ist daher auch aus Rücksicht
auf die Aidskranken sinnvoll.

IMPFPLAN FÜR ROUTINEIMPFUNGEN

Schweiz. Serum- & Impfinstitut Bern   Mai 1989

Alter	Impfungen	Indikation
KINDER		
Neugeborene	Tuberkulose	nur Risikogruppen
	Hepatitis B (Gelbsucht)	
3. Monat	Diphterie, Starrkrampf, Keuchhusten (= DiTePer) Kinderlähmung (Polio)	alle
4. Monat	DiTePer Kinderlähmung	
5. Monat	DiTePer Kinderlähmung	
15. bis 24. Monat	Masern, Mumps, Röteln	alle
	Diphterie, Starrkrampf Kinderlähmung	Auffrischimpfung
5 bis 7 Jahre	Masern, Mumps, Röteln	alle Nicht-Geimpften
	Diphterie, Starrkrampf Kinderlähmung	Auffrischimpfung
	Tuberkulose	tuberkulinnegative Risikokinder
12 bis 15 Jahre	Masern, Mumps, Röteln	alle Nicht-Geimpften
	Diphterie, Starrkrampf (Impfstoff für Erwachsene) Kinderlähmung	Auffrischimpfung
	Tuberkulose	tuberkulinnegative Risikokinder

ERWACHSENE

Tuberkulose	tuberkulinnegative Risikogruppen
Diphterie, Starrkrampf	alle 10 Jahre, bei verdächtigen Verletzungen ab dem 5. Jahr nach letzter Dosis (Impfstoff für Erwachsene)
Masern, Mumps, Röteln	Risikogruppen, Medizinalpersonal, sofern Impfschutz nicht nachgewiesen; Frauen im Wochenbett ohne Schutz
Hepatitis B (Gelbsucht)	beruflich exponierte Personen, Risikopersonen

Eine neue Krankheit mit besonderen Eigenschaften

Die Pocken sind weltweit ausgerottet. Die übrigen ehemals verheerenden übertragbaren Krankheiten, Pest, Typhus, Syphilis und Tuberkulose, haben wir wenigstens in den reichen Ländern im Griff. 90 Prozent unserer Krankheiten beruhen heutzutage auf Abnützung und Verschleiss. Nun taucht eine neue Infektionskrankheit auf, für die es weder eine Impfung noch eine Behandlung gibt.

1981 wurde erstmals über das gehäufte Auftreten eines speziellen Hautkrebses (Kaposi-Sarkom) und einer besonderen Art von Lungenentzündung (Pneumocystis carinii-Pneumonie) bei jungen Männern in den USA berichtet. Zur erhöhten Anfälligkeit für Infektionen und Krebs gesellten sich in rund 40 Prozent der Fälle neurologische Schädigungen in Form von Lähmungen, Koordinationsstörungen im Muskelzusammenspiel, Gedächtnisstörungen und Verblödung. 1983 konnte als Erreger dieser Krankheit ein Retrovirus ausgemacht werden, welches die T4-Lymphozyten, die im Immunsystem eine wichtige Rolle spielen, befällt. Die Krankheit hat nach den Anfangsbuchstaben von «Acquired Immune Deficiency Syndrome» den Namen AIDS erhalten, was auf deutsch «erworbenes Immunmangelsyndrom» heisst, während das Aids-Virus HIV genannt wird, als Abkürzung von «Human Immunodeficiency Virus», deutsch «Immunschwäche-Virus». Das Neue und Besondere dieses Virus ist seine Fähigkeit, sein eigenes Erbgut in das Erbgut der Blutzelle einzuschleusen. Wenn sich die Blutzelle vermehrt, wird mit ihrem Erbgut

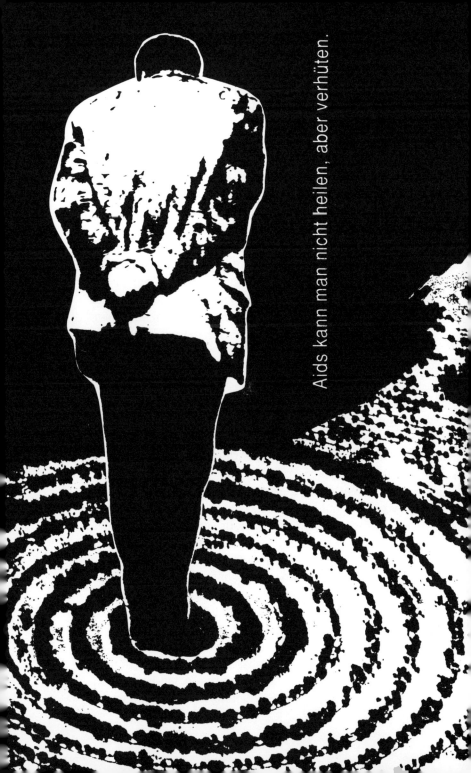

Aids kann man nicht heilen, aber verhüten.

auch das Erbgut des Aids-Virus auf die Tochterzellen übertragen. Somit stirbt das Aids-Virus im Körper nie aus, da die infizierten Körperzellen selber lebenslänglich Aids-Viren produzieren können.

Diese besondere Fähigkeit des Aids-Virus stellt die Wissenschafter vor derart schwierige Probleme, dass man frühestens in etwa 10 Jahren mit der Entwicklung einer Impfung und eines Medikamentes rechnen kann. Bis zu diesem Zeitpunkt ist entscheidend, wie die Gesellschaft mit Aids umgeht. Aids macht Angst. Das ist nicht verwunderlich, denn erstens ist nicht bekannt, ob man nach der Infektion überhaupt erkranken wird – man spricht zurzeit von einer Wahrscheinlichkeit des Krankheitsausbruchs von 20 bis 100 Prozent –, zweitens ist die Zeitspanne von der Ansteckung bis zum Ausbruch der Krankheit unterschiedlich und unter Umständen extrem lang, bis zu zehn Jahren, und drittens führt die einmal ausgebrochene Krankheit unweigerlich zum Tode. Angst ist aber ein schlechter Ratgeber. Angst führt entweder zu Überreaktionen, die sich in Aids-Hysterie, Berührungsängsten und Ausgrenzungswünschen äussern. Angst führt aber auch zu Unterreaktionen, zur Verharmlosung des Problems durch Verdrängung.

Während Angst vor allem auf sich selbst bezogen bleibt, wirkt sich die besondere Art der Übertragung von Aids auf die Haltung gegenüber HIV-Positiven und Aidskranken aus. In mehr als 99 Prozent werden die Aids-Viren durch Geschlechtsverkehr und durch unsteriles Fixen übertragen. Die Übertragungswege liegen also im Tabu- und Schambereich nicht monogamer, häufig homosexueller Sexualität sowie im Illegalitätsbereich intravenös gespritzter Drogen. Die ersten HIV-Positiven waren Schwule, Fixer und Prostituierte. Da ist eine Schuldzuweisung einfach, und man ist rasch bereit zu moralisieren und zu verdammen: Die HIV-Infizierten seien selber schuld an ihrem Schicksal und verantwortlich für unsere Gefährdung.

Die Sündenböcke sind gefunden. Man fordert Verurteilung, Verfolgung, Ausgrenzung, Tätowierung. Abgesehen davon, dass solche Denk- und Verhaltensweisen mit keiner Ethik vereinbar sind, war Repression noch nie eine wirksame Prävention.

Während Angst vor Repression selten zu Vermeidungsverhalten führt, sind Aufklärung und Vermittlung von Faktenwissen erfolgversprechende Präventivmassnahmen. Damit jemand sein gesundheitsriskierendes Verhalten ändert, muss er sich gefährdet fühlen und überzeugt sein, dass Verhaltensänderungen die Krankheit verhindern können.

Wichtig ist, dass die Richtlinien klar, einfach, durchführbar und zumutbar sind. Sie müssen sich in das gewohnte Leben einfügen lassen. Das einzige Ziel ist die Verhütung der Krankheit. Mit dem Gesundheitsproblem gleichzeitig Moral-, Sexual- und Suchtprobleme lösen zu wollen, wäre falsch und ein Vermischen ganz verschiedener Bereiche.

Aids-Hysterie ist unbegründet, denn diese neue Krankheit hat auch eine Eigenschaft, die zu Optimismus Anlass gibt: Aids ist schwer übertragbar. Zur Infektion braucht es eine relativ grosse Menge, etwa einen Microliter hochinfizierte Körpersekrete (Blut oder Sperma), die in die Blutbahn eines andern Menschen gelangt, sei es durch unverletzte Schleimhäute oder durch Wunden. Weltweit ist kein Fall bekannt von Übertragung durch Speichel, Tränen, Schweiss, Nasensekret, Talg, Ohrenschmalz, Schuppen, Urin oder Kot. Selbst ein enger sozialer Kontakt mit HIV-Positiven oder Aidskranken ist ungefährlich. Bei der Blutentnahme und Wundversorgung von Aidskranken soll das Pflegepersonal Handschuhe tragen. Drogenabhängige dürfen keine unsterilen Spritzen verwenden. Bei Geschlechtsverkehr ausserhalb der monogamen Beziehung muss ein Kondom benutzt werden. Diese Massnahmen reichen bereits aus, denn es gibt kaum eine Krankheit, vor der man sich so leicht schützen kann wie vor Aids. Vorbeugen ist leichter als heilen. Voraussetzung ist allerdings konsequente Selbstdisziplin.

Die Vatikan-AIDS-Konferenz vom November 89 gestattet selbst Infizierten nicht, Kondome zu benutzen. Der Gebrauch von Kondomen sei auch für HIV-Positive und Aids-Kranke moralisch unerlaubt.
Wie können wir eine solche ethische Haltung verstehen?
Das ursprünglich griechische Wort Ethik und das aus dem Lateinischen stammende Wort Moral bezeichnen das gleiche, nämlich die Sittenlehre. Die sittlichen Grundsätze sind immer die Folge einer Weltanschauung. Nach der Weltanschauung der konservativen Sexualethiker muss Geschlechtsverkehr auf die Zeugung ausgerichtet sein. Folgerichtig lehnen sie Massnahmen zur Empfängnisverhütung ab.
Wenn nun aber durch Präservative Leben geschützt werden kann? Für die vatikanischen Sittenhüter ist der Buchstabe des Gesetzes wichtiger als das Wohl der Menschen.
Progressive Sexualethiker empfehlen den Gebrauch von Präservativen zur Vorbeugung einer Krankheit, weil alles, was lebensförderlich ist, getan und alles, was lebenshinderlich ist, gelassen werden soll. Zudem gehen sie davon aus, der Sexualakt diene (auch) der Triebbefriedigung und der gegenseitigen Liebe.

12

Mit der Uhr und dem Computer ist uns die Zeit abhanden gekommen

Zeitkrankheit kann zweierlei bedeuten. Es können die typischen Krankheiten unserer Zeit, die Zivilisationskrankheiten, gemeint sein. Oder aber die Leiden, die durch unsern Umgang mit der Zeit entstehen. Die Zeit drückt uns. Besonders aufs Gemüt.

Ich habe mir angewöhnt, jeweils am Ferienbeginn die Armbanduhr wegzulegen, um mich dem Diktat der Uhr zu entziehen und nach biologischen Rhythmen zu leben. Essen und Trinken bei Hunger und Durst, wie der Säugling, der bei Bedarf die Brust sucht. Schlafengehen, wenn ich müde bin, und aufstehen, wenn ich ausgeruht aufwache. Wandern und Schwimmen nach Lust und Laune. Mich körperlich oder geistig betätigen, ganz wonach mir der Sinn steht.

Früher waren Ferien unbekannt, weil sie gar nicht nötig waren. In der vorindustriellen Zeit des Handwerks, des Ackerbaus und der Viehzucht floss das Leben gemächlich dahin. Erst mit der Industrialisierung bekam die Uhr Macht über die arbeitenden Menschen und disziplinierte deren Tagesablauf. Das berühmte Taylorsche Prinzip der genormten Leistung wurde 1911 zur Produktionssteigerung in den Arbeitsprozess eingeführt: Die Zeit, in der eine Arbeit auszuführen ist, wird vorgeschrieben. Der Kontrolleur mit der Stoppuhr ist da, misst die Leistung und vergleicht sie mit jener der Mitarbeiter. Da ist die Stempeluhr, die die Arbeitszeit exakt festhält. Da ist die dauernde Überwachung bis zum Gang auf die Toilette.

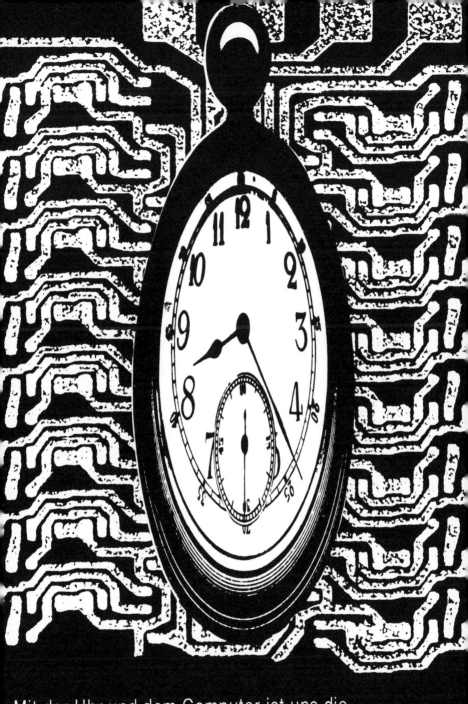

Mit der Uhr und dem Computer ist uns die
Zeit abhanden gekommen.

Fabrikarbeit im Akkord, nach Vorgabezeiten, im Leistungslohn, erhöht die Unfallgefahr und führt zu den verschiedenen Stresskrankheiten. Auch Journalisten und Redaktoren, Architekten und die verschiedenen Fachleute in der Baubranche, Unternehmer und Manager aller Art und im besonderen Masse Frauen mit Doppelbelastung, leiden unter Zeitdruck und Terminnot. Alle gehören wir ja zur Leistungsgesellschaft. Und Leistung heisst Arbeit in einer vorgegebenen Zeit. Dem äusseren Rahmen der begrenzenden Uhrzeit wird oft eine so grosse Wichtigkeit beigemessen, dass der Inhalt der Arbeit fast bedeutungslos wird. Arbeit verkommt dann zum Leerlauf, Geschäfte weichen purer Geschäftigkeit, das Leben wird sinnlos. Da verwundert es nicht, dass Depressionen in unserer Zeit der Zeitnot so häufig vorkommen.

Ist Arbeitszeitverkürzung das politische Heilmittel? Weniger Arbeitsstunden pro Tag, weniger Arbeitstage pro Woche, weniger Arbeitswochen pro Jahr, weniger Arbeitsjahre in der Lebenszeit? Arbeitszeitverkürzung ist wohl auf der politischen Ebene am ehesten erreichbar. Besser wäre natürlich, den Arbeitsstress abzubauen. Der Arbeitgeber sollte nicht nur die Profitmaximierung, der Arbeitnehmer nicht nur das Geldverdienen im Auge haben. Geld kann der ganze Sinn der Arbeit nicht sein. Es ist eine verfehlte Zielsetzung, am Feierabend, in den Ferien und nach der Pensionierung zufrieden zu sein. In der Arbeit selber sollen wir Befriedigung finden, indem wir unsere Fähigkeiten und Fertigkeiten entfalten können, schöpferisch tätig sind, planen, Verantwortung übernehmen und schliesslich für unseren persönlichen Beitrag anerkannt werden. Es soll wieder sein wie zur Vorschulzeit: Arbeit und Spiel sollen einander nicht ausschliessen, wir sollen spielerisch und lustbetont arbeiten können.

Die Uhr hat den Menschen von der biologischen Zeit entfernt und ihm die soziale Zeit antrainiert. Und

schon macht die Menschheit einen weiteren Zeit-
sprung: in die Computerzeit, die in Milliardstelsekun-
den misst!

Weltweit wird computerunterstützt gearbeitet, aber
die Computer laufen mit ihren unzähligen Program-
men dem Menschen davon. Für dieses horrende
Tempo ist er nicht geschaffen. Durch den Computer
ist auch die Überwachung von Arbeit und Leistung
total geworden, sie erfolgt rund um die Uhr und auf
Distanz, vom Chefbüro aus. Der ganzheitliche Mensch
fällt auseinander, Gefühl und Gewissen halten nicht
mehr Schritt, bleiben auf der Strecke.

Was im Industriezeitalter nicht erreicht wurde, müssen wir an der Schwelle des Computerzeitalters mit
aller Kraft und Beharrlichkeit anstreben: Die Arbeitsplätze der Zukunft nicht nur effizient und profitabel,
sondern vor allem menschengerecht zu gestalten.

Mit der Uhr und dem Computer ist uns die Zeit abhanden gekommen. Wie sollen da unsere biologischen
Rhythmen noch funktionieren? Wie können wir noch
teilhaben an der Natur, die ebenfalls ihre Rhythmen
hat? Wir müssen uns Zeit nehmen! Wenn wir uns Zeit
nehmen, erleben wir eine wertvolle Zeit. Und wenn
wir gelernt haben, uns Zeit zu nehmen, merken wir
auch, wann Zeit ist für die Arbeit, für das Vergnügen,
für die Liebe, und schliesslich wann die Zeit ist zum
Sterben.

Kann der neue Mensch die ihm auferlegte Geschwindigkeitsbegrenzung auf die Dauer ungestraft überschreiten? Es ist denkbar, dass ironischerweise dem rasenden Menschen in seiner schnelllebigen Zeit die Langlebigkeit eines von ihm künstlich erschaffenen Elementes zum Verhängnis wird. Plutonium, ein Spaltprodukt von Uran, hat eine Halbwertzeit von 24 390 Jahren. Von einem Gramm Plutonium 239 bleibt in 500 000 Jahren ein Millionstel Gramm übrig, immer noch genug, um Krebs zu erzeugen. 500 000 Jahre, das ist hundertmal so lang wie die aufgezeichnete Geschichte und zehnmal so lang wie unsere Existenz als Mensch. Zu Recht hat man dem gefährlichen künstlichen radioaktiven Element seinen Namen gegeben. Plutonium ist vom Namen Pluto abgeleitet. Pluto war bei den Griechen der Gott der Unterwelt, der Herrscher über das Totenreich.

13

Humane Arbeit darf nicht weniger wichtig sein als Profit

«Arbeiten hat noch niemandem geschadet» ist eine jener Redensarten, welche als Lebenshilfe für unkritische Leute gedacht sind. Gewiss ist eine sinnvolle, kreative Arbeit eine Bereicherung (nicht nur in finanzieller Hinsicht). Allzu oft aber macht Arbeit krank.

Bei den meisten Arbeitsunfällen und bei einer übermässigen Schadstoffexposition ist der ursächliche Zusammenhang zwischen einer Gesundheitsschädigung und der Arbeit eindeutig. Früher erkrankten beispielsweise viele Stollenarbeiter an Silikose – an der Staublunge – bis man den Quarzstaub als Ursache erkannte und die SUVA Nassbohren und Maskentragen vorschrieb. Der Ursache-Wirkungszusammenhang ist auch offensichtlich beim Zement-Ekzem und beim Bäcker-Asthma. Aus der neueren Zeit sind die Dioxinvergiftungen in Seveso, radioaktive Verseuchungen in verschiedenen Atomanlagen und die Auswirkungen der Giftkatastrophe in Bhopal besonders bekannt geworden. In diesen Fällen hat sich ein Arbeitsplatzproblem zu einer Umweltkatastrophe ausgeweitet.

Weniger offensichtlich ist der Zusammenhang einer Krankheit mit der Arbeit, wenn verschiedene Ursachen zusammenwirken. Ich denke zum Beispiel an einen Patienten mit chronischer asthmoider Bronchitis, die hauptsächlich auf seine Arbeit zurückzuführen ist. Er reinigte während 16 Jahren im Säurekeller mit Brom- und Salzsäure die Ventile und Düsen der

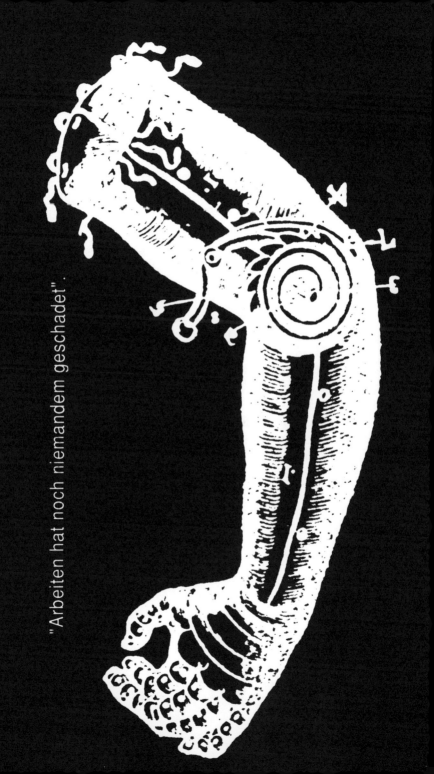

"Arbeiten hat noch niemandem geschadet".

Klimaanlage einer grossen Fabrik. Als weitere Faktoren kommen bei ihm das starke Zigarettenrauchen, möglicherweise auch die schlechte Luft ausserhalb des Arbeitsraumes und eine individuelle Disposition dazu.

Am häufigsten sehe ich in der Sprechstunde Patienten und Patientinnen mit vordergründig kleinen Beeinträchtigungen durch physikalische Faktoren am Arbeitsplatz. Ungünstige Beleuchtung kann zu Kopfschmerzen, Nervosität, Schlafstörungen führen. Zu hohe oder zu tiefe Raumtemperatur und Luftfeuchtigkeit können ebenfalls ein allgemeines Unbehagen, Nervosität, Müdigkeit, Schlaflosigkeit verursachen. Dasselbe gilt für Lärm. Klimaanlagen sind oft schuld an Weichteilrheumatismus und an Entzündungen.

Solche vermeintlich geringfügige Gesundheitsstörungen sind nicht selten der Anfang eines Teufelskreises.

Wegen Kopfschmerzen werden Schmerztabletten, wegen Nervosität Tranquilizers, wegen Schlaflosigkeit Schlaftabletten konsumiert. Alkohol dient gar als Heilmittel gegen alles und jedes. Und am Ende steht die Sucht, die Abhängigkeit.

Auffallend viele Patienten leiden unter einem schlechten Arbeitsklima, an Spannungen mit Vorgesetzten, Mitarbeitern und Untergebenen. Die Folge davon sind psychosomatische und psychische Krankheiten. Auch die extreme Spezialisierung ist an deren Zustandekommen beteiligt. Die Arbeitszerteilung in kleinste Einheiten, in wenige Handgriffe soll zu einer gesteigerten Produktivität und Wirtschaftlichkeit führen. Dass einseitige, monotone Arbeit mit einer partiellen Überbelastung und einer allgemeinen Unterforderung zu Abstumpfung, Depressivität und mannigfaltigen psychosomatischen Beschwerden führen kann, ist allen bekannt. Spezialisierung kann auch der Disziplinierung dienen. Wer keinen Überblick über das Ganze hat, dem fehlt die Mitsprache- und

Mitentscheidungskompetenz. Eine weitere, und wie mir scheint verheerende Folge der Spezialisierung kann die Abspaltung der ethischen Dimension des Menschen sein. Ich erachte es als eine verhängnisvolle Zeiterscheinung, dass viele Menschen ihre berufliche Tätigkeit aus ihrer Weltanschauung ausklammern, vielleicht ausklammern müssen, denn dieser Verdrängungsprozess dient wohl dem Schutz des seelischen Gleichgewichts. Ich kenne aber einige, die ihren gutbezahlten Job aufgaben, weil sie die Spannung nicht mehr aushielten, an Vernichtungswaffen zu arbeiten oder im (legalen) Drogengeschäft tätig zu sein oder die Umwelt zu vergiften oder arme Leute oder arme Länder auszubeuten.

Die Grosstechnologie halte ich für eine verhängnisvolle Entwicklung. Sie hat zu einer irrsinnigen Kriegsrüstung, zur Ausbeutung und Zerstörung der Natur und zu einer beispiellosen Machtkonzentration geführt. Die überwiegende Mehrzahl der Menschen ist der kleinen Elite, welche über die technologischen und finanziellen Mittel verfügt, ohnmächtig ausgeliefert.

Die Humanisierung der Arbeit wird zurückbuchstabiert. Das mühsam erkämpfte Arbeitsgesetz wird durch Sonderbestimmungen den betrieblichen Bedürfnissen angepasst. Die menschlichen Bedürfnisse sind weniger wichtig.

Es gilt, dem Faktor Ökonomie die Faktoren humane Arbeit und Umweltschutz mindestens gleichzusetzen. Diese Forderungen lassen sich keineswegs durch zentrale Grosstechnologie, sondern vielmehr durch kleine, dezentrale Technik verwirklichen. Dabei behalten die Menschen den Überblick über ihre Arbeit und über ihren Lebensraum. Die Arbeit hat dann wieder etwas mit dem eigenen Leben zu tun, ist nicht entfremdet, sondern sinnvoll. In einer solchen Wirtschaftsform können die Menschen wieder Verantwortung übernehmen, Verantwortung für sich selber und soziale Verantwortung für die Mitmenschen und für die nachfolgenden Generationen. Daraus ergibt sich als Staatsform die echte Demokratie, welche unter grosstechnischen Voraussetzungen unmöglich ist.

Die gegenwärtige Diskussion um die Aufhebung des Nachtarbeitsverbots für Frauen zeigt beispielhaft, dass es mit der «Humanisierung der Arbeitswelt» nicht so recht vorwärts geht. Arbeitgeber und Behörden geben durch ihre Stellungnahmen zu erkennen, dass sie die Gesundheit der Arbeitnehmer weniger gewichten als die Bedürfnisse des Arbeitsmarktes. Der Mensch mit seinen Bedürfnissen und Möglichkeiten steht noch nicht im Zentrum.

14

Das Arbeitslosensyndrom entspricht im wesentlichen einer Depression

Der Arbeitslose macht die Erfahrung, nicht gebraucht zu werden. Das Gefühl, gebraucht zu werden, ist aber für den Menschen jeden Alters, und ganz besonders für den Jugendlichen, sehr wichtig.

Jeder Mensch hat ein minimales Mass an Beachtung und Anerkennung nötig, die dem Arbeitslosen aber gerade fehlen. Er fühlt sich gedemütigt, ausgestossen, ohnmächtig. Das treibt ihn entweder in die Vereinsamung, in die Verbitterung oder in die Aggression: andere sollen dafür büssen, dass ihm Unrecht geschieht.

Der gewählte Beruf ist mit einem Lebensziel verbunden. Wer keine Arbeit hat, gerät leicht aus dem Konzept, hat keine Zukunft mehr vor Augen. Ohne Arbeit kann der Jugendliche seinen Gestaltungsdrang nicht verwirklichen. Er entwickelt Minderwertigkeitsgefühle, kommt sich als Versager vor.

Für die Integration der Jugendlichen in die Gesellschaft spielen Beruf und Arbeit eine sehr grosse Rolle. Der arbeitslose Jugendliche aber wird nicht zum Denken und Handeln herausgefordert, seine Fähigkeiten liegen brach. Er reift nicht zum sozialen Menschen heran. Ohne Beruf fehlt ihm die nötige Erfahrung, um den Weg in die Erwachsenengesellschaft zu finden.

Der Arbeitslose bemerkt die mangelnde Solidarität der Menschen um sich herum. Wo es um Geld und

Der Arbeitslose fühlt sich gedemütigt,
ausgestossen, ohnmächtig.

Arbeit geht, wird jeder zum Konkurrenten seiner Leidensgenossen. Duckmäuser bekommen eher eine Stelle als Mündige, die den Mund aufmachen, um ihre eigene Meinung zu sagen. Zwischen Hoffen und Bangen ist der Mensch leicht manipulierbar.

In der medizinischen Fachliteratur gibt es den Begriff «Arbeitslosensyndrom», dessen Anzeichen im wesentlichen einer Depression entsprechen. Viele werden einfach kränklich: Sie haben dann etwas, womit sie sich beschäftigen können: ihre Beschwerden. Viele betäuben sich mit Drogen oder werden kriminell. Die Arbeitslosen benötigen jedoch nicht Spritzen und Tabletten, sie brauchen einen Arbeitsplatz. Aus Solidarität müsste postuliert werden: Gleichmässige Aufteilung der Arbeit auf alle! Arbeitszeitverkürzung, mehr Ferien und die Möglichkeit zu Teilzeitarbeit verteilt die vorhandene Arbeit auf mehr Leute.

Ebenso wichtig wie die solidarische Verteilung der Arbeit ist die Rückkehr zu arbeitsintensiven Produktionsmethoden. Als Lenkungsmassnahme zugunsten von arbeitsintensiven anstelle von kapitalintensiven Produktionsmethoden könnte eine Besteuerung der Maschinen eingeführt werden. Für Roboter und Maschinen müssten die Unternehmungen Sozialabgaben entrichten, so wie sie für die Arbeiter und Angestellten ihren Anteil an die Sozialversicherungen zahlen müssen.

Arbeitsintensiv ist die Ökotechnik, die sich noch nicht durchzusetzen vermochte, weil sie teurer ist als die herkömmliche Technik, die nur deshalb billiger ist, weil die Folgekosten abgeschoben werden. Sobald die Kosten für nicht erneuerbare Energie und die Umweltbelastung mitgerechnet werden, sieht der Vergleich ganz anders aus. Atomstrom zum Beispiel zahlen nicht wir allein, sondern auch unsere Kinder und die Kinder unserer Kinder, die für die Entsorgung des heute produzierten radioaktiven Abfalls aufkommen müssen.

Langfristig ist die Ökotechnik viel preiswerter, da sie sich auf unbeschränkt vorhandene Sonnenenergie in ihren verschiedenen Anwendungsformen stützt und die ökologischen Zyklen berücksichtigt. Ökotechnik führt zur Kreislaufwirtschaft anstelle der Fortlaufwirtschaft, an deren Ende sich Müllberge türmen. Und die dezentralisierte Ökotechnik hat den immensen Vorteil, viele interessante Arbeitsplätze zu schaffen.

Neben der Rationalisierung und Computerisierung der Produktions- und Dienstleistungsbetriebe erschwert auch unser Versicherungssystem den Zugang zur Arbeit. Dass die zweite Säule des «Dreisäulensystems», das Berufsvorsorgegesetz BVG, schwerwiegende Mängel hat, zeigt sich nach nur drei Jahren seit seiner Einführung mit aller Deutlichkeit. Ein Stellenwechsel kann teuer zu stehen kommen, da die einbezahlten Arbeitnehmer- und Arbeitgeberbeiträge und deren Zinsen nicht in die Pensionskasse der neuen Stelle mitgenommen werden können. Aber nicht nur das Verlassen eines Betriebes wird dem Arbeitnehmer schwer gemacht. Es ist schwieriger geworden, eine neue Stelle zu bekommen, weil ein Bewerber ausser nach seinen Qualifikationen auch danach beurteilt wird, wieviel er die Pensionskasse kostet. Da die Arbeitgeberbeiträge für einen 25jährigen Arbeitnehmer 3,5 Prozent, für einen 55jährigen hingegen neun Prozent betragen, sind Leute über 40 weniger gefragt. Das Postulat «gleichmässige Aufteilung der Arbeit auf alle Arbeitswilligen» muss daher auch beinhalten, dass Ältere ohne Nachteile versichert werden.

Was hat Sozialpolitik mit Fremdenfeindlichkeit zu tun?

Eine schlechte Sozialpolitik hat dazu geführt, dass heute wieder 10 Prozent der Schweizer unter Armut leiden. Die Mietzinse steigen, wofür die Bodenspekulation und die ungeheure Konzentration des Besitzes verantwortlich sind: 80 Prozent des gesamten Wohnraumes liegt in «einigen wenigen Händen».

Der Zorn der Benachteiligten richtet sich aber nicht gegen die Verantwortlichen der schlechten sozialen Zustände, sondern gegen jene, die noch schwächer sind. Oft höre ich in der Sprechstunde: «Asylant sollte man sein, dann würde für einen gesorgt!»

Parteipolitisch hat die schlechte Sozialpolitik der Rechten die paradoxe Auswirkung, dass nicht sie, sondern die Linken Wähler verlieren, weil die sozial Benachteiligten auf fremdenfeindliche Parolen der rechten Parteien ansprechen.

15

Wir müssen lernen, zärtlich zueinander zu sein

Wir sind in Sorge um unsere Kinder. 80 Prozent der Jugendlichen sehen sich Videos an. Viele davon sind Brutalos, die den Menschen in seiner brutalen Gewalttätigkeit darstellen. Welche Auswirkungen haben solche Darstellungen auf die jungen Konsumenten? Besorgte Eltern verlangen: Verbietet die Brutalos!

Wir Ältern spielten als Kinder Räuber und Poli, und machten Kriegerlis, die Jugendlichen von heute konsumieren Brutalos: im Spiel und im Konsum spiegelt sich unsere Gesellschaft. Das Grundmuster unserer Gesellschaftsordnung ist in der Tat Beherrschung und Unterwerfung. Drohgebärden, Unterwerfungsrituale, Machtentfaltung und Gewaltanwendung ziehen sich durch die Gesellschaft wie ein roter Faden. Gewaltanwendung gilt als normales menschliches Verhalten! Wir sprechen ganz selbstverständlich von der «elterlichen Gewalt». Viele Eltern finden es richtig, über das Kind zu verfügen, es den eigenen und gesellschaftlichen Normen anzupassen, selbst mit Gewalt. Mit seelischer Gewalt vor allem. «Wenn du nicht gehorchst, habe ich dich nicht mehr gern!» Liebesentzug wird als probates Erziehungsmittel eingesetzt. Die Eltern lieben ihr Kind nicht bedingungslos, sondern nur unter der Bedingung des Wohlverhaltens. Auch körperliche Gewalt wird in der Erziehung akzeptiert. Die hohlen Sprüche «Wer sein Kind liebt, prügelt es» und «Eine Ohrfeige hat noch keinem Kind geschadet» werden für beherzigenswerte Erziehungsgrundsätze genommen.

Gewaltanwendung gilt als normales
menschliches Verhalten.

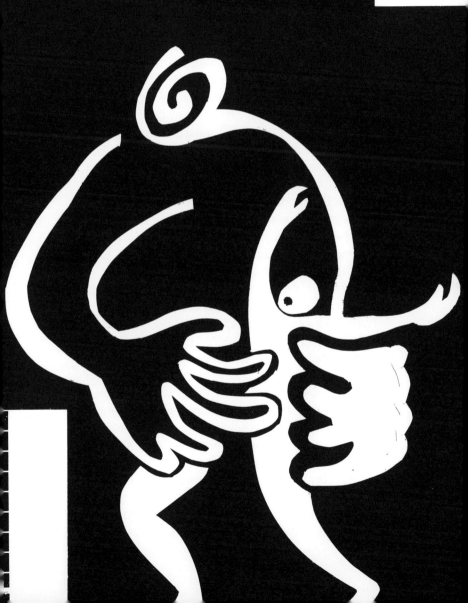

Dass unser Schulsystem reformbedürftig ist, haben die Pädagogen schon längst erkannt. Sie fordern Chancengleichheit, Stressabbau und angstfreies Lernen anstatt Vernichtung des Selbstvertrauens. Sie fordern ganzheitliche Persönlichkeitsentfaltung anstelle von Selektion nach einseitig abstraktem, rationalem Denkvermögen und sie fordern Erziehung zu Selbständigkeit und Einübung von Solidarität anstatt von Duckmäusertum und Konkurrenzdenken. Warum wehren sich Bildungspolitiker gegen die offensichtlich guten Vorschläge der Erziehungsfachleute? Etwa aus Sorge um ihren «Rechtsstaat»? Eine solche Erziehung würde auf gewaltlose Weise zu einer anderen Gesellschaftsform führen. Unser «bewährtes» Schulsystem hingegen verspricht Anpassung an die herrschenden Zustände. Die Karriere, das erklärte Ziel unseres Schulsystems, wird durch selektive Betonung der Rationalität und die Verdrängung von Gefühl und ethischem Empfinden und durch das Ausspielen des einen gegen den andern erreicht. Elterliche Gewalt, schulische Gewalt: Der junge Mensch wird mit Gewalt in die bestehenden Strukturen eingepasst.

Gewalt ist allgegenwärtig. Als versteckte, subtile, verführerische, raffinierte Gewalt in der Werbung, dort besonders gegen die Frauen. Gewalt ist gegenwärtig in der gewaltsamen Lenkung des Angebots, die die Freiheit der Wahl aufhebt. In der Lenkung der Information. Im Arbeitsleben, wo der eine mächtig, der andere ohnmächtig ist: man wird von oben geschlagen und schlägt nach unten weiter. Gewalt ist gegenwärtig in der Schaffung von sogenannten Sachzwängen: im Namen der Arbeitsbeschaffung werden Autobahnen gebaut, Altwohnungen abgerissen und durch komfortablere, teurere ersetzt, Waffen exportiert. Und Gewalt ist gegenwärtig im brutalen Vorgehen der Polizei gegen missliebige Gruppen.

Gewalt ist natürlich kein helvetisches Monopol, obwohl wir uns gerne auf die rauffreudigen Bauernbuben berufen, welche bei Sempach und Morgarten den Gegnern die Köpfe eingeschlagen haben. Weltweit gibt es Militär. Die Rüstungsindustrie ist zu einem Sachzwang geworden, denn von ihr leben Millionen von Menschen. Auch die Weltwirtschaftsordnung beruht auf dem Prinzip der Gewalt. Überall gilt: Der Starke siegt, der Schwache wird besiegt.

Was soll aus unsern Kindern werden? Es genügt nicht, Brutalos zu verbieten, das Zollgesetz zwecks Unterbindung der Einfuhr und das Strafgesetz zwecks Bestrafung der Händler zu verschärfen. Wir selbst müssen uns ändern! Wir müssen lernen, zärtlich zueinander zu sein, Rücksicht aufeinander zu nehmen, friedfertig miteinander zu leben. Wir müssen mit Benachteiligten und Schwächeren solidarisch sein. Solidarität bedeutet, die Schwäche der andern nicht zum eigenen Vorteil ausnützen, die andern in ihrer Andersartigkeit annehmen. Wir müssen lieben lernen in einer Welt und in einer Zeit voller Hass. Nächstenliebe gegenüber der eigenen Familie, den Nachbarn, den Freunden und Bekannten, den Mitschülern und Mitschülerinnen, den Mitarbeitern und Mitarbeiterinnen, den Leuten im Dorf und im Quartier. Sie alle zu lieben mag uns schon schwerfallen. Unsere Liebe kommt nur dann gegen Gewalt und Ungerechtigkeit an, wenn sie auch den Übernächsten umfasst: Den Arbeitslosen, den Aids-Kranken, den Drogenabhängigen, den Asylanten, den Fremden.

Der alte Grundsatz der spanischen Kolonisatoren gilt auch heute noch in seinen verschiedenen Variationen:
«Prügel für die Unentschlossenen,
Blei für die Feinde,
Geld für die Freunde».
Ist der Mensch von Grund auf böse?
Oder wird sich das Prinzip der Liebe doch noch durchsetzen?

16

Massnahmen zur Stressbewältigung müssen eine Entspannung bewirken

Stress ist ein englisches Wort, welches ursprünglich bei der Materialprüfung als Mass für die Anspannung eines Werkstoffes verwendet wurde. 1950 wurde der Begriff Stress durch den ungarisch-kanadischen Arzt Hans Selye in die Biologie eingeführt. Auch in der Biologie und Medizin bedeutet Stress Anspannung.

Psychische, zwischenmenschliche und soziale Zustände können zu einer Anspannung führen, bei welcher ein unterschwelliges oder offenes Missverhältnis zwischen Belastung und Belastbarkeit entsteht. Lange Zeit war man der Auffassung, der Stress betreffe nur die höheren Kader. Bis in die fünfziger Jahre bezeichnete man Stresskrankheiten, wie insbesondere Herzinfarkt und Impotenz, als «Managerkrankheiten». Heute ist bekannt, dass Hilfsarbeiter, Angelernte, Arbeitslose, Ausländer weit stärker unter Stress leiden als Manager. Die Erklärung dafür ist, dass sozial schlechter gestellte Menschen in einer ständigen Bedrohungssituation leben – sie erfahren zusätzliche Stressfaktoren wie materielle Schwierigkeiten, schlechte Wohnverhältnisse, Schicht- und Nachtarbeit, Arbeit in extremer Hitze oder Kälte, eintönige Arbeitsrhythmen, Angst vor Entlassungen.
Der Stressmechanismus ist ursprünglich eine notwendige, sogar lebensnotwendige Reaktion des Menschen: es handelt sich um ein dem Menschen seit jeher einprogrammiertes Regulationssystem, das den Zweck hat, ihn bei einer ungewöhnlich hohen

gestresst.

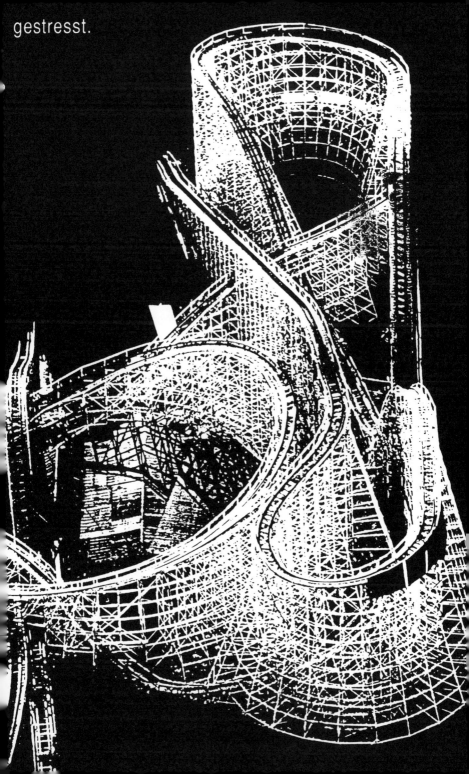

Anforderung handlungsfähig zu machen. Durch Ausschüttung von Stresshormonen werden in den verschiedenen Systemen des Organismus die Energiereserven mobilisiert, sodass eine maximale Leistungsfähigkeit erreicht werden kann.

Falls jedoch der Anspannung nicht immer wieder die erholsame Entspannung folgt, tritt mit der Zeit eine Erschöpfung der verschiedenen Organsysteme ein. Es kommt zu Stresskrankheiten. Stress als langdauernde Anspannung kann (Mit-) Verursacher sein für Denk-, Konzentrations- und Gedächtnisstörungen, Blutdruckerhöhung, Herzrhythmusstörungen, Arterienverkalkung, Herzinfarkt und Hirnschlag, Verdauungsstörungen, sexuelle Störungen, Infektionskrankheiten und Krebs, da das Immunsystem durch Stress geschwächt wird. Selbst die Unfallgefährdung ist im Stress erhöht.

Da Stress Anspannung ist, heisst Stressbewältigung Massnahmen zur Entspannung ergreifen. Das Angebot an mehr oder weniger sinnvollen und mehr oder weniger kommerzialisierten Stressbewältigungsprogrammen ist gross. Ein Antistressprogramm muss mit Lust und Freude durchgeführt werden, soll es die gewünschte Wirkung erzielen. Die Wahl der Methode ist individuell und soll von den persönlichen Neigungen und Möglichkeiten des einzelnen bestimmt werden. Viele wählen sportliche Betätigung, handwerkliche Arbeit im Garten oder im Hobbyraum oder eine Entspannungsmethode wie autogenes Training und Yoga.

Diese Art der Stressbewältigung beruht auf der Strategie des Ausgleichs, der Entspannung nach der Anspannung. Eine zweite Möglichkeit ist die subjektive Anpassung an eine gegebene Situation. Man muss sich über seine eigenen Möglichkeiten und Kräfte klar werden. Eine belastende Überforderung zum Beispiel kann man entschärfen, indem man dazulernt, sein Fachwissen erweitert, seine Fähigkeiten und Fertigkeiten verbessert.

Am wirkungsvollsten ist natürlich die dritte Variante, die ursächliche Stressbekämpfung, die primäre Stressprävention, die die objektive Stressituation zu beeinflussen und die belastenden Stressursachen auszuschalten versucht.

Ich möchte drei Grundsätze propagieren, die verschiedene Bereiche betreffen und vom Persönlichen über die engeren Beziehungen bis in die grosse Politik reichen.

Wir sollen uns selbst nicht stressen lassen. Uns nicht von Sachzwängen leiten lassen. Nicht blind gehorchen. Selber denken. Selber bestimmen.

Wir dürfen nicht andere unter Stress setzen, den Ehepartner, die Kinder, die Nachbarn, die Mitarbeiter, die Angestellten, die Vorgesetzten. Wir sollen deren eigene Persönlichkeit akzeptieren.

Wir müssen uns davor hüten, als starke Gruppe über schwächere Gruppen Macht auszuüben. Wir sollen uns einsetzen für Gerechtigkeit und Frieden, damit Minderheiten und Randgruppen nicht unterdrückt werden.

Eu-Stress ist der gute, gesunde Stress. Förderung durch Forderung! Die Forderung muss aber dem betreffenden Menschen angemessen sein. Positive Gefühle wie Hoffnung, Wille zum Leben, Vertrauen, Freude, Liebe erzeugen günstige biochemische Wirkungen. Beispielsweise wird die Produktion von Endorphinen im Gehirn gesteigert. Endorphine sind körpereigenes Morphin, also ein sehr potentes Schmerzmittel. Wer liebt, erträgt Schmerzen besser!

Negative Emotionen – Angst, Frustration, Wut, Aggression – haben negative Veränderungen im Körper zur Folge. Sie gehören zum Dis-Stress, zum ungesunden Stress, der umso eher krank macht, je länger er andauert.

Neben dem zentralen Stress (Auslösung des stereotypen Stressmechanismus durch das Gehirn) gibt es den peripheren Stress, bei dem eine giftige Substanz den Sympathikus-Nerv reizt und so zur Ausschüttung der Stresshormone führt. Ein solches Nervengift ist Nikotin.

17

Die Reichen konsumieren auf Kosten der Armen

Wer nicht konsumieren kann, hungert und friert.
Aber allzuviel ist ungesund und Verschwendung
schädigt die Umwelt.

Gäbe es eine Weltregierung – die UNO ist ein Ansatz dazu –, so müsste ihr Ziel sein, allen Menschen auf der Erde Lebensqualität zu ermöglichen. Lebensqualität hat Maslow mit seiner bekannten «Bedürfnispyramide» veranschaulicht. Zuerst müssen die sogenannten Mangelbedürfnisse, die Maslow in elementare Bedürfnisse, Sicherheitsbedürfnisse und soziale Bedürfnisse aufteilt, gewährleistet sein. Ernährung und Behausung sind elementare menschliche Bedürfnisse. Sicherheitsbedürfnisse sind Schutz vor Aggression, Schutz vor und Hilfe bei Krankheiten, Arbeit mit angemessener Entschädigung. Unter soziale Bedürfnisse fallen Freundschaft, Liebe, Einbettung in eine Gemeinschaft. Erst wenn die Mangelbedürfnisse und die Sozialbedürfnisse befriedigt sind, können die Wachstumsbedürfnisse, wozu die vielgepriesene Selbstverwirklichung zählt, befriedigt werden. Zuerst kommt das Fressen...

An Konsumgütern mangelt es uns nicht. Die Regale sind voll. Wir leben im Überfluss. Beim Nachdenken beschleicht uns ein schlechtes Gefühl, stellt sich ein schlechtes Gewissen ein, denn unsern Lebensstil würde die Erde nicht ertragen, wenn er von allen Menschen allgemein verwirklicht würde. Unser Lebensstil ist nur solange möglich, als er einem Gross-

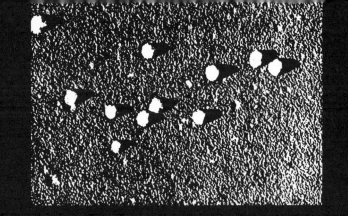

Der Reichtum der einen setzt
die Armut von anderen voraus.

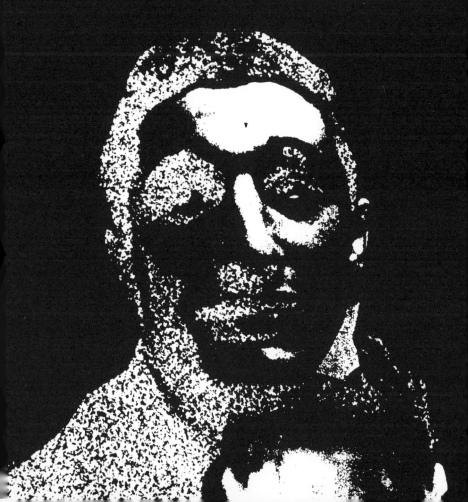

teil der Menschheit verwehrt bleibt. Unser Reichtum setzt die Armut anderer voraus.

Zum Konsumieren werden wir täglich aufgefordert. Es sei unsere Pflicht zu konsumieren, damit die Produkte verkauft werden können, die Wirtschaft floriert, die Arbeitsplätze gesichert sind. Es liege an uns Konsumenten, die Milchschwemme in den Griff zu bekommen und den Fleischberg abzutragen. Die Reklame ist ständig auf unsere Verführung aus. Mann und Frau sind nur attraktiv mit dem gewissen Parfum. Wirklich frei ist nur, wer die richtige Zigarette raucht. Strom ist das ganze Leben. Die Mode diktiert, was gegenwärtig getragen werden darf. Zum Wegwerfen wird produziert und animiert. Ein Produkt soll bald kaputtgehen, Ersatzteile sind nicht eingeplant, eine Reparatur käme sowieso zu teuer, denn schon stehen neue, bessere Produkte zum Verkauf bereit. Die Folge dieser Philosophie sind eine ungeheure Verschwendung von Energie und Rohstoffen und ein immer schwieriger zu lösendes Abfallproblem. Wir beuten die Umwelt aus, vergiften sie und stapeln Berge von Müll.

Die Politiker müssen umdenken. Die bisher betriebene Politik hat die Umweltverschmutzung nicht verhindert, sondern gefördert, weil die Kosten für Abfallbeseitigung, Abwasserreinigung, Lärmbekämpfung und Luftreinhaltung aus öffentlichen Steuergeldern finanziert werden. Die Politiker müssen das Verursacherprinzip durchsetzen. Produzenten und Konsumenten sollen künftig für die Folgen umweltschädigender Produktionsmethoden und umweltschädigender Produkte zur Kasse gebeten werden.

Wir alle müssen umdenken. Neben der Aufnahme von Umweltgütern in das Preissystem liegt es an jeder und jedem, bewusster zu konsumieren. Beim Einkaufen müssen wir uns folgende Überlegungen machen: Wozu brauche ich etwas? Habe ich ein echtes Bedürfnis danach? Verbessert es meine Lebensqualität?

Füge ich damit der Umwelt, der Dritten Welt, mir selbst Schaden zu? Wo kann ich verzichten? Wo kaufe ich ein? Werden bei der Herstellung des Produktes Menschen oder Tiere ausgebeutet? Ist dessen Aufmachung und Verpackung eine unnötige Verschwendung von Material und Energie?

Bewusst Konsumieren ist die echte Freiheit, sich in der vermeintlich unbegrenzten Konsumfreiheit unabhängig entscheiden zu können. Nicht die unbegrenzte, sondern diese echte Konsumfreiheit lässt uns aus dem üblichen Konsumverhalten und der verhängnisvollen Konsumabhängigkeit ausbrechen. Dazu muss jede und jeder persönlich einen Schritt tun. Diesen Schritt tun wir umso leichter und selbstverständlicher, je mehr Einblick in die Zusammenhänge, je mehr Information wir haben. Und dieser erste Schritt kann zur Einsicht führen, dass eine Rückkehr zu engen sozialen Netzen und zu selbständigen Arbeits- und Wirtschaftsformen in kleineren Einheiten nötig ist.

Das grösste Problem
des Raumschiffs Erde sind
seine Erstklasspassagiere.

* * *

Das darf nicht sein:
Wer nach uns kommt,
hat Pech gehabt.

* * *

Ein glänzender Stein am
Wegrand.
So klein und doch so schön.
Ich hob ihn auf. Er war so schön!
Ich legte ihn wieder zurück
und ging weiter.

Calvin O. John
Indianischer Lyriker
und Maler
geb. 1946 in Colorado

* * *

Kalenderblatt-Texte aus
Öko 90
«Lust auf Umweltschutz»
Der erste schweizerische
Umweltkalender
Von Sabine M. Stöcklin,
Antoinette Hitzinger und
Reto Locher.

18

Krankheitserreger lauern selbst in der Stube und im Schlafzimmer

Der Mensch lebt im Durchschnitt 700 000 Stunden. Er arbeitet während 60 000 Stunden und hält sich 30 000 Stunden im Verkehr auf. 610 000 Stunden sind Freizeit. Und die verbringt er zu einem guten Teil zu Hause. Daher ist ein gesundes Haus enorm wichtig.

Dass eine Krankheit hausbedingt ist, ist oft nicht leicht zu erkennen, am ehesten noch dann, wenn wir in ein neues oder renoviertes Haus einziehen und uns dort nicht mehr wohl fühlen. Der Einzug erfolgt oft viel zu früh, bevor das Haus richtig austrocknen konnte. Eine zu hohe Luftfeuchtigkeit in den Räumen kann oft andauern, sei es wegen ungeeigneter Baumaterialien, fehlerhafter Bauweise oder falscher Benutzung. Bei einer Luftfeuchtigkeit über 60 Prozent bildet sich Kondenswasser, welches wir an den beschlagenen Fensterinnenseiten erkennen. Auch die Tapeten, der Gips und die Mauern saugen Feuchtigkeit auf. Es braucht aber länger, bis sich hier die feuchten Flekken zeigen. Nicht nur Möbel, Textilien und Esswaren verderben in feuchter Umgebung, auch wir Menschen nehmen Schaden. Hauskrankheiten, die durch die hohe Feuchtigkeit hervorgerufen werden, sind Rheuma, Schnupfen, Stirn- und Kieferhöhlenentzündung, Angina, Bronchitis sowie allergische Krankheiten vorwiegend der Lungen und Bronchien, die von feuchtigkeitsliebenden Schimmelpilzen und Milben herrühren.

Die relative Luftfeuchtigkeit soll mit einem Hygrometer überwacht und auf etwa 40 bis 55 Prozent gehalten

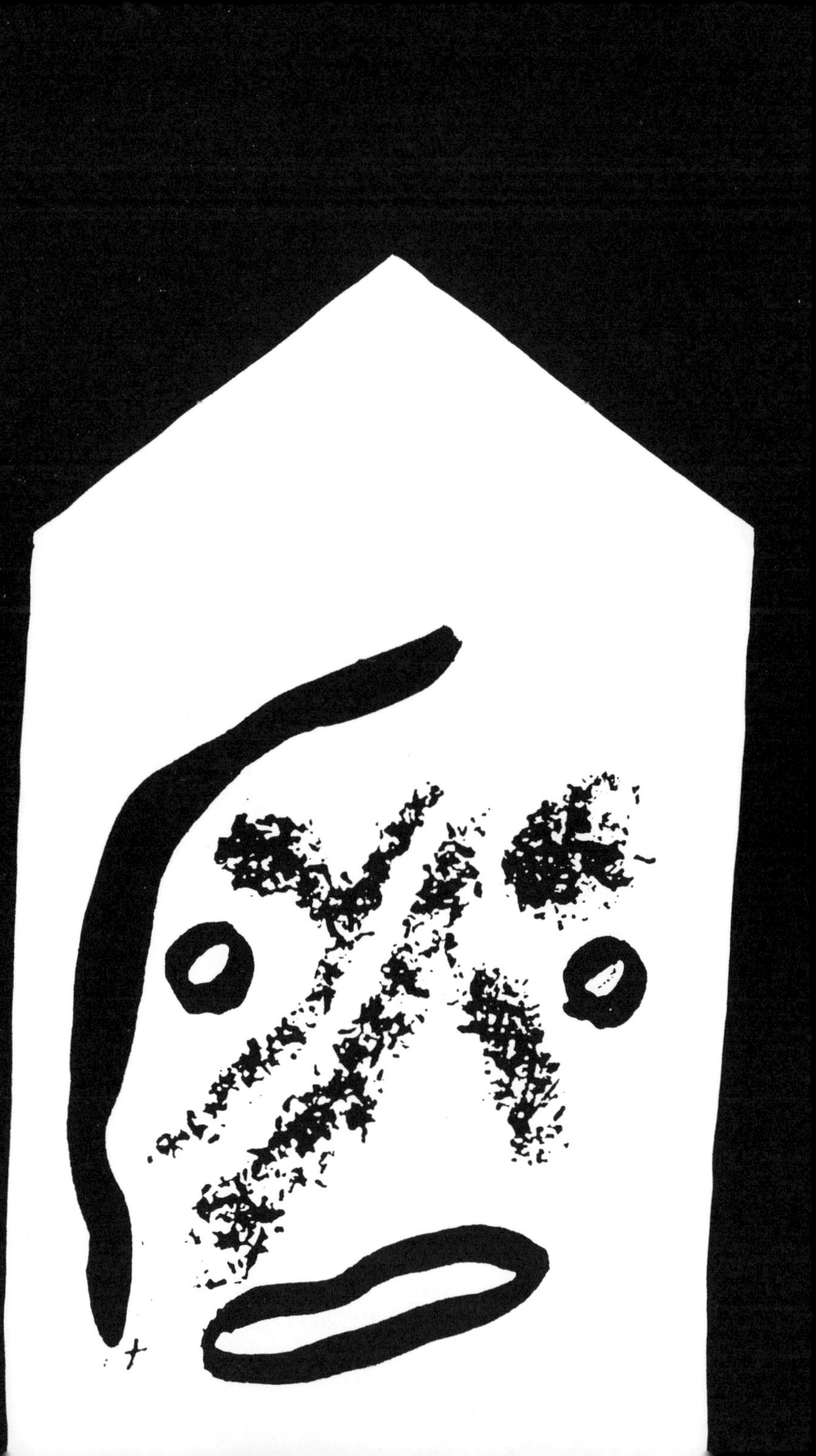

werden. Auch zu trockene Luft ist unbehaglich, sie reizt die Atemwege. Wichtig ist richtige Lüftung. Drei- bis viermal täglich alle Fenster öffnen und Durchzug machen ist besser als kontinuierliche Lüftung durch Offenlassen eines Fensterspaltes oder durch eine Klimaanlage. Ständiger Durchzug führt nämlich zu den gleichen Krankheiten wie die Feuchtigkeit.

Nervosität, Unlust, Müdigkeit, Konzentrationsschwäche, Kopfschmerzen, Herz- und Kreislaufbeschwerden, Atembeschwerden, Verdauungsstörungen, Schlaflosigkeit können sehr wohl hausbedingt sein. Bei der Ursachenabklärung muss man geradezu detektivisch vorgehen. Ist die Krankheit auf ein Haustier oder eine Pflanze zurückzuführen? Immer mehr Menschen reagieren allergisch, zum Beispiel mit einem juckenden Hautausschlag auf Pflanzen oder mit Asthma auf Katzenhaare. – Sind die Innenräume mit herkömmlichen Farben, Lacken, Lasuren und Holzschutzmitteln gestrichen? Während die krankmachenden organischen Verbindungen in Farbanstrichen innert Monaten verdunsten, können sie in Klebematerial einige Jahre aktiv bleiben. Holzschutzmittel, die giftige chlorierte Kohlenwasserstoffe enthalten, sind in beheizten Innenräumen zum Schutze des Holzes nicht notwendig. – Verwenden wir Imprägnierungssprays, Insektizide für die Zimmerpflanzen, giftige Reinigungs- und Pflegemittel? Ungiftige Alternativen sind möglich. – Haben wir Spannteppiche aus Kunststoff? In ihnen tummeln sich mit Vorliebe Milben, Pilze und Bakterien. «Feucht aufnehmen» ist eine altbewährte Putzmethode: keine Staubfänger-Bodenbeläge, kein Aufwirbeln des Staubes. – Fühlen wir uns nachts unruhig, können wir nicht einschlafen oder wachen wir am Morgen unausgeschlafen auf? Dann handelt es sich vielleicht um elektromagnetisch bedingte Störungen durch Elektroleitungen, Radiowecker, Nachttischlampe, Telefon, Fernseher oder durch Elektroheizung, Kühlschrank, Stromzähler, Warmwasserboiler in der Nähe des Schlafbereiches. Auch Wasseradern können einen Einfluss haben.

Von den vielen Baugiften ist Formaldehyd das bekannteste. Es ist hauptsächlich in Spanplatten, die zur Herstellung von Möbeln und zur Ausstattung von Räumen verwendet werden, und in Isolierschäumen und Bodenversieglungen enthalten. Zu hohe Konzentrationen von Formaldehyd führen zu Müdigkeit, Kopfschmerzen, Augenreizungen, Austrocknung der Nasenschleimhäute mit Nasenbluten, Husten und Geruchsbelästigungen.

Hauskrankheiten, die erst nach vielen Jahren ausbrechen, sind auf Asbest, Radon und Tabak zurückzuführen. Spritz-Asbest, welches nach 20 bis 40 Jahren zu einem Krebs des Brustfells führen kann, spielt als Schadstoff eher in öffentlichen Gebäuden, zum Beispiel Turnhallen oder an gewissen Arbeitsplätzen eine Rolle als in Wohnhäusern.

Radon ist ein radioaktives Edelgas, welches aus uranhaltigen, das heisst kristallinen Gesteinen wie Gneis und Granit entweicht und vom Keller her in die Häuser eindringt. Entsprechend den unterschiedlichen Untergrundsverhältnissen ist der Radonpegel sehr uneinheitlich. Gesamtschweizerisch werden 10 bis 20 Prozent der Lungenkrebsfälle durch Radon verursacht. Das sind in absoluten Zahlen 100 bis 200 Fälle jährlich. Eine Senkung des Radongehaltes kann durch eine Abdichtung des Bauuntergrundes erreicht werden. Um einen Kamineffekt zu vermeiden, soll der Luftaustausch zwischen den Keller- und Wohnräumen möglichst vermieden werden.

Zu den wichtigsten Verunreinigungen, die die Qualität der Raumluft beeinflussen, gehört der Tabakrauch. Früher kannte man vor allem die Selbstschädigung der Raucher. Nikotin, Kohlenmonoxid und Teer (Kondensat) erhöhen das Risiko, an Herzinfarkt, Hirnschlag, Raucherbein, Krebs und chronischer Bronchitis zu erkranken und zu sterben um ein Beträchtliches. Heute ist erwiesen, dass auch Passivrauchen enorm gefährlich ist. Ein Passivraucher hat ungefähr das halbe Krebs- und Herzinfarktrisiko eines mässigen Rauchers. Besonders gefährdet sind natürlich Asthmatiker, Säuglinge und Kleinkinder. Während in Nichtraucherräumen 12 bis 15 m^3 Aussenluft pro Stunde und Person genügen, muss in Räumen, in denen geraucht wird, mit drei- bis fünfmal mehr Aussenluft gelüftet werden, um Belästigungen der Nichtraucher zu vermeiden. Das Gesundheitsrisiko ist aber mit der Lüftung allein nicht auszuschliessen. Daher soll in gemeinsam benützten Räumen nicht geraucht werden.

Die Freude am Pinseln und Streichen wird oft durch aufsteigende Lösungsmitteldämpfe getrübt. Kopfweh, Schwindel und Augenbrennen können die Folge sein. Pinselreiniger und Abbeizmittel gehören ebenfalls zu den Substanzen mit nervenbetäubender Ausdünstung. Lösungsmittel verdampfen noch Wochen nach dem Streichen. Schwermetallhaltige Pigmente, die in vielen Farben enthalten sind, gefährden die Gesundheit und Umwelt zusätzlich.

Gesünder sind Naturfarben und Naturlacke, die Lösungsmittel auf Naturstoffbasis (Citrusterpene) enthalten. Für Innenräume eignen sich auch sogenannte Mineral- oder Silikatfarben, mit denen schon Wände gestrichen wurden, bevor chemische Lösungsmittel verfügbar waren. Dispersionsfarben enthalten nur 3% Lösungsmittel (im Gegensatz zu Nitrolacken, die zu 70% aus Lösungsmitteln bestehen).

Nach Oeko 90,
Lust auf Umweltschutz

19

Die Luft, die wir zum Leben brauchen, ist schlecht geworden

Das Leben beginnt mit dem ersten und endet mit dem letzten Atemzug. Beim Atmen strömt Luft in die Lungen und sättigt das Blut mit Sauerstoff, den alle Körperzellen benötigen. Luft ist Leben.

Die Luft setzt sich aus rund einem Fünftel Sauerstoff und vier Fünfteln Stickstoff zusammen, während alle übrigen in der Luft enthaltenen Gase nur Promille ausmachen. Ändert sich die Luftzusammensetzung, so werden Gesundheit und Leben bedroht.

Mit «Garagetod» bezeichnen wir den Erstickungstod, der bei geschlossener Garage und laufendem Automotor eintritt, weil die Abgase die Luft vergiften. Nicht nur in einer geschlossenen Garage ist der Luftraum begrenzt, sondern auch auf unserer Erde. Wir sitzen gleichsam in einer riesigen Garage, in welcher 300 Millionen Motorfahrzeuge und unzählige rauchende Kamine von Industrien und Heizungen die Luft mit giftigen Gasen anreichern und unsere Gesundheit gefährden.

Durch Verbrennen von Kohle, Öl, Benzin und Kerosen wird sehr viel Sauerstoff verbraucht. Zudem wird immer weniger Sauerstoff produziert, da die Wälder abgeholzt werden, die Bäume sterben und die Mikroorganismen in den verschmutzten Meeren zugrunde gehen.

Die Verbrennung fossiler Stoffe hat anderseits seit Beginn der Industrialisierung zu einer Steigerung der Kohlendioxidkonzentration der Luft um 25 Prozent geführt. Die Folge davon wird als Treibhauseffekt be-

Kurzfristige Folgen sind, neben
Geruchsbelästigung, Kopfschmerzen,
Müdigkeit und Beeinträchtigung des
Reaktions- und Sehvermögens.

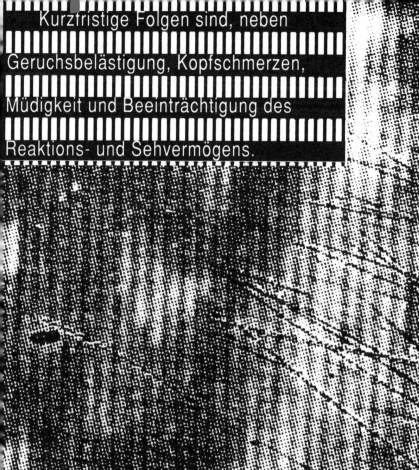

zeichnet. Klima und Temperatur werden durch den CO_2-Anstieg in der Luft besorgniserregend verändert. Wissenschafter sagen für die nächsten Jahrzehnte eine eigentliche Sintflut voraus. Da grosse Gletscher schmelzen und das Wasser sich bei Erwärmung ausdehnt, können weite Teile des Festlandes überflutet werden.

Was der Treibhauseffekt im grossen ist der Backofeneffekt im kleinen. Die Städte werden überwärmt. Schuld daran ist die Bebauungsdichte, der weitgehend asphaltierte und betonierte Boden und auch der schlechte Luftaustausch in geographisch ungünstigen Lagen. Eine Dunstglocke legt sich über die Stadt, verursacht durch Abgase, Abwärme, Staub und Schadstoffe, so dass sich das Klima der Stadt und ihrer ländlichen Umgebung erheblich unterscheiden. Daher müssen unsere grauen Städte wieder grün werden: weniger versiegelte Fläche, mehr Bäume und Pflanzen.

Aber selbst die Landluft ist nicht mehr, was sie einmal war. Die durch Autos und Feuerungsanlagen produzierten Schadstoffe Stickoxide NOx, Kohlenwasserstoffe HC und Schwefeldioxid SO_2 werden mit der Luft weitergetragen und gelangen als saure Niederschläge in Land- und Bergregionen. Von besonderer Bedeutung ist das durch die Luftverschmutzung gebildete Ozon O_3. Es entsteht unter der Einwirkung von Sonnenstrahlen aus Stickoxiden und Kohlenwasserstoff, die zur Hauptsache vom Motorfahrzeugverkehr stammen.

Wir leben ungesund. Kurzfristige Folgen der Luftverschmutzung sind neben der Geruchsbelästigung Kopfschmerzen, Müdigkeit und Beeinträchtigungen des Reaktions- und Sehvermögens. Für diese Symptome verantwortlich ist das Kohlenmonoxid CO, dessen Konzentration im Innern von Autos noch grösser ist als ausserhalb, wodurch die Unfallgefahr ansteigt. Die mittelfristigen Schäden, die in erster Linie die

Schleimhäute beeinträchtigen, sind auf Schwefeldioxid, Stickoxide und Ozon zurückzuführen. Die Nasenschleimhäute trocknen aus, es bilden sich harte Krusten, aus geringstem Anlass blutet die Nase. Die Augen brennen. Die trockenen und gereizten Schleimhäute im Hals verursachen das Fremdkörpergefühl, den Räusperzwang, die Heiserkeit, den Husten. Weitere Symptome sind Kopfschmerzen, Müdigkeit sowie eine erhöhte Infektanfälligkeit: man ist dauernd erkältet.

Langfristige Folgen der Luftverschmutzung sind chronische Bronchitis und Krebs. Die Latenzzeit bis zum Auftreten der Beschwerden kann zehn, zwanzig und mehr Jahre dauern. Man glaubt sich gesund, während irreversible Krankheiten schon begonnen haben.

Die Luft, die wir zum Leben brauchen, ist schlecht geworden. Dass sie wieder sauberer werden müsse, hat das Schweizervolk am 6. Juni 1971 in der Volksabstimmung über den Natur- und Umweltschutzartikel eindeutig gefordert. Seither steht in der Bundesverfassung: «Der Bund erlässt Vorschriften über den Schutz des Menschen und seiner natürlichen Umwelt gegen schädliche oder lästige Einwirkungen. Er bekämpft insbesondere die Luftverschmutzung und den Lärm.» Nun gilt es, das Luftreinhaltekonzept des Bundesrates tatsächlich zu erfüllen. Die Luftverschmutzung soll bis zum Jahre 1995 auf den Stand von 1960 reduziert werden. Dieses Ziel ist nur mit einschneidenden, harten Massnahmen erreichbar. Wenn uns die Gesundheit wichtiger ist als die Bequemlichkeit, akzeptieren wir selbst die Benzinrationierung.

Wir sind uns des Ernstes der Lage viel zu wenig bewusst. Unsere Lebensgrundlagen sind wirklich in Gefahr, zerstört zu werden. Die ökologische Katastrophe kann jederzeit eintreten, denn die Reparatur-Mechanismen der Natur funktionieren nicht unbegrenzt.

Unsere bisherige Antwort auf die ökologische Herausforderung genügt nicht. Zum einen werden die Grenzwerte für schädliche Substanzen zu hoch angesetzt, weil dem ökologisch Notwendigen immer die Rücksicht auf die Wirtschaft entgegensteht (und die Wirtschaftslobby ist stark). Zum andern begnügt man sich bei der Ausführung der Vorschriften mit halbherzigen Massnahmen, so dass nicht einmal die bereits ungenügenden Ziele erreicht werden.

Versöhnung von Ökologie und Ökonomie ist unsinnig. Die Ökologie muss Priorität haben.

Literatur zum Thema:
SCHUTZ DER ERDATMOSPHÄRE
Eine internationale Herausforderung
Enquete-Kommission des 11. Deutschen Bundestages
«Vorsorge zum Schutz der Erdatmosphäre»

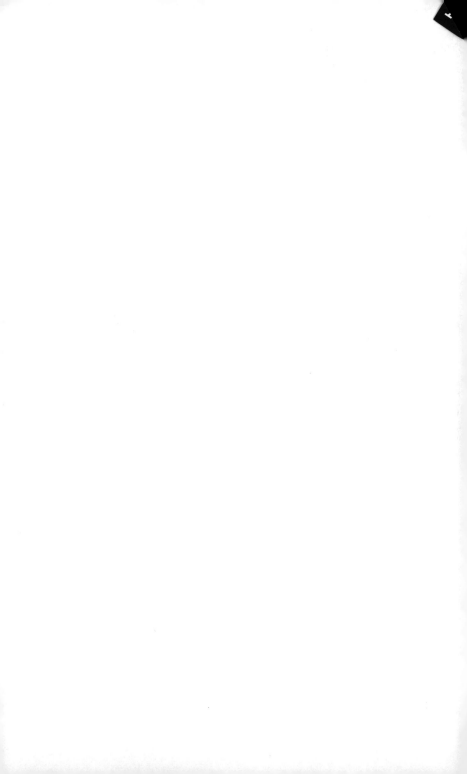

20

Mit den Spraydosen zerstören wir die Ozonschicht

Fluorchlorkohlenwasserstoffe (FCKW), die früher als umweltneutral eingestuft wurden, sind ein gefährliches Umweltgift: Sie zerstören das Ozon in der Stratosphäre. Wenn die Ozonschicht die Erde nicht mehr gegen eine übermässige Einstrahlung des kurzwelligen Sonnenlichts (UVB) abschirmt, erkranken Menschen, Tiere und Pflanzen, und das Klima verändert sich.

FCKW-Verbindungen wurden bis Mitte der siebziger Jahre als gesundheitlich unbedenklich und umweltneutral beurteilt, da sie in unserem Lebensraum weder vom Wasser noch vom Boden noch von Pflanzen aufgenommen oder abgebaut werden. Seit mehr als 10 Jahren ist jetzt aber unzweifelhaft bewiesen, dass unerwartete Kombinationseffekte in der Stratosphäre aus dem vermeintlich umweltneutralen Treibgas ein äusserst gefährliches Umweltgift machen. Die FCKW entfalten ihre schädliche Wirkung nicht auf der Erdoberfläche, sondern in 20 bis 40 Kilometer Höhe. Vom Menschen bei den verschiedenen Anwendungen freigesetzt, steigen sie langsam, im Zeitraum von zehn und mehr Jahren, durch die Atmosphäre in die hohen Luftschichten der Stratosphäre auf, wo die Energie der kosmischen Strahlen sehr hoch ist. Unter dem Einfluss der energiereichen ultravioletten Strahlen (UVB) zerfallen die FCKW-Moleküle, und die dabei freiwerdenden hochaktiven Chlor-Atome zerstören das Ozon.

Eine intakte Ozonschicht in der Stratosphäre ist für die Erde von grösster Bedeutung. Sie absorbiert kurzwellige ultraviolette Strahlen (UVB) und bewirkt,

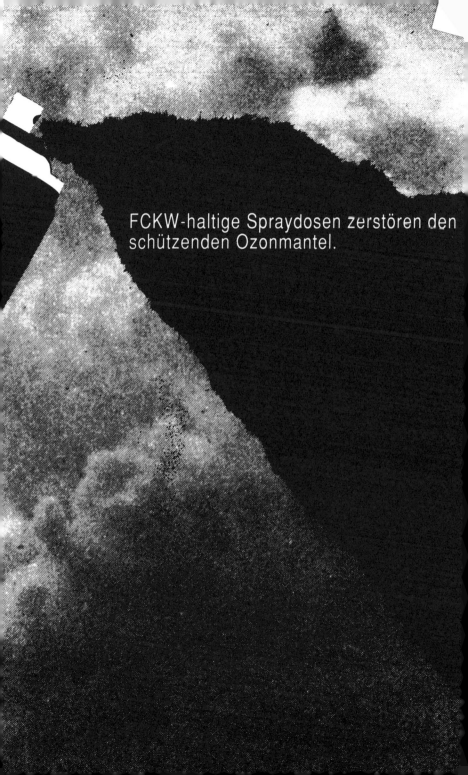

FCKW-haltige Spraydosen zerstören den schützenden Ozonmantel.

dass nur ein zuträgliches Mass die Erdoberfläche erreicht. Die Ozonschicht hat sozusagen für die Erde die gleiche Funktion wie Sonnenschirm, Sonnenbrille und Sonnencreme für den Menschen.

Der Sonnenbrand der Erde infolge Verdünnung der stratosphärischen Ozonschicht hat verheerende Auswirkungen. Weil die «Sonnenbrille» fehlt, werden die Augen geschädigt. Der graue Star nimmt zu. Weil die «Sonnencreme» fehlt, wird die Haut geschädigt. Eine nur 10prozentige Abnahme der Ozonschicht führt zu einer 20- bis 30prozentigen Zunahme der Melanome (schwarzer Krebs). Auch das Immunsystem wird geschädigt und somit die Krankheitsanfälligkeit erhöht. Weil der «Sonnenschirm» fehlt, ist pflanzliches und tierisches Leben gefährdet. Besonders empfindlich auf vermehrte ultraviolette Strahlung reagieren Pflanzensamen und Keimlinge. Einer zusätzlichen UVB-Strahlung ausgesetzte Pflanzen bleiben im Wachstum um 20 bis 50 Prozent zurück und der Chlorophyllgehalt nimmt ab, womit eine Abnahme der Photosynthese verbunden ist. Das heisst, dass weniger Sauerstoff zum Atmen und weniger Nahrungsmittel produziert werden. Wissenschafter erwarten, dass die Ernte-Erträge stark zurückgehen werden. Und dass wegen Hungersnot Flüchtlingsströme entstehen und Kriege ausbrechen, lehrt die Geschichte.

Betroffen sind nicht nur die Bodenpflanzen. Die schädigende UVB-Wirkung trifft auch das Phytoplankton der Ozeane, das für alle Meerestiere und folglich auch für unzählige Menschen die Ernährungsgrundlage bildet. Zudem bewerkstelligt das Phytoplankton etwa 50 Prozent der globalen CO_2-Assimilation (Umwandlung von Kohlendioxid CO_2 in Sauerstoff O_2). Die Folge der dadurch bedingten CO_2-Zunahme ist eine noch kaum abschätzbare Verstärkung des Treibhauseffektes.

Weil der «Sonnenschirm» fehlt, spielt schliesslich das

Wetter verrückt. Die intakte Ozonschicht heizt die Stratosphäre auf, indem sie die Energie des ultravioletten Lichts absorbiert. So trägt die Ozonschicht entscheidend zur stabilen, stockwerkartigen Schichtung der Atmosphäre bei und bewirkt ausserdem die grossräumige Verfrachtung von Luftmassen und damit von Wärmeenergie. Mit der Verdünnung der Ozonschicht verändert sich das Klima auf der Erde. Die Klimazonen werden sich verschieben und die Wetterextreme werden zunehmen: häufigere und längere Dürrezeiten einerseits und ausgedehnte Überschwemmungen anderseits.

Im Wissen um die extreme Schädlichkeit der FCKW wäre für alle, die für die Mitmenschen, die nachfolgenden Generationen und die Umwelt Verantwortung übernehmen, nur eine einzige Handlungsweise vertretbar, nämlich das sofortige Verbot sämtlicher Anwendungen. Die Herstellerfirmen wissen natürlich genau Bescheid. Trotzdem und trotz internationaler Appelle von Wissenschaftern (Wiener Konvention, Montrealer Protokoll) produzieren sie FCKW weiter. Da müssen wir alle gemeinsam mit einem Boykott die Herstellerfirmen zur Aufgabe der FCKW-Produktion zwingen. Wenn sie schon kein soziales Gewissen haben, so verstehen sie sicher die Sprache des Geldes. Die meisten Staaten konnten sich bis jetzt nicht zu einem FCKW-Verbot entschliessen. Sie hoffen auf einen freiwilligen Verzicht der Industrie. Nur in den USA, in Kanada und Schweden besteht seit rund 10 Jahren ein Verbot für die Verwendung von FCKW-haltigen Sprays. Trotzdem stieg die weltweite Gesamtproduktion weiter an, weil andere Verwendungsarten (als Reinigungsmittel, als Lösungsmittel, als Kälte- und Isoliermittel in Kühlanlagen und als Schäummittel für schier unbegrenzte Anwendungen) forciert wurden. Weltweit werden jährlich eine Million Tonnen FCKW hergestellt. Die Schweiz importiert pro Jahr 8500 Tonnen.

Die Fluorchlorkohlenwasserstoffe FCKW sind ein Paradebeispiel für vom Menschen verursachte Umweltschäden. Kurz nach 1920 wurden die FCKW erfunden und seit den fünfziger Jahren massiv eingesetzt. Spätestens seit 1978 sind die katastrophalen Auswirkungen bekannt, die Produktion wurde deswegen aber nicht reduziert. Selbst wenn es gelänge, die Freisetzung von FCKW sofort völlig zu unterbinden, würde aufgrund der ökologischen Zeitverzögerung die Zerstörung der schützenden Ozonschicht bis zum Jahre 2000 noch zunehmen; erst später wäre im Verlauf von Jahrzehnten eine allmähliche Besserung zu erwarten. Der Mensch, dieses intelligente Wesen, zerstört seine Lebensgrundlagen und damit sich selbst.

Ein paar Tips, womit Sie Spraydosen ersetzen können:

- Deospray   Deopuderdose (wiederauffüllbar), Stift, Roller
- Farbenspray   Pinseln oder rollen, Spritzpistole und Kompressor
- Haarspray   Pumpzerstäuber
- Luftdeospray   Lüften, ätherisches Öl (z.B. Pfefferminz) in Tonfläschchen aufstellen
- Möbelpflegespray   Möbelpolitur oder Wachs auf Naturstoffbasis
- Pflanzenschutzspray   Brühen ansetzen, in Pumpzerstäuber füllen, Rezept siehe 5. Juni
- Rasierschaumspray   Rasierseife und Pinsel, Rasiercreme
- Vorwaschspray   Gallseifenschaum

Aus Öko 90
Lust auf Umweltschutz

21

Wenn der Mensch sich selbst zum Schöpfer erhebt, entsteht höchste Gefahr

Insulin, das sich Zuckerkranke spritzen müssen, wurde bis jetzt aus tierischen Bauchspeicheldrüsen hergestellt. Nun kommt das gentechnisch hergestellte Human-Insulin auf den Markt. Ein menschliches Gen, welches die Information für die Insulinproduktion enthält, wird in das Erbmaterial einer Bakterie eingepflanzt. Die gentechnisch manipulierten Bakterien vermehren sich sehr rasch und produzieren in grossem Stil menschliches Insulin.

Mit der Entschlüsselung des Vererbungsvorganges ist die Wissenschaft dem Geheimnis des Lebens auf der Spur. Alle Lebewesen – Viren, Bakterien, Pflanzen, Tiere und die Menschen – besitzen die gleiche Trägersubstanz der Erbinformationen, das DNS-Molekül (Desoxyribonucleinsäure). Dieses besteht aus nur vier verschiedenen Basen, deren Kombination den Erb-Code ausmacht, das heisst den Plan für den Bau, die Information für die Funktion bestimmt. Ein Gen ist jene Kombination von Basen, die eine für die Vererbung funktionsfähige Einheit bildet. Die Gene sind das Erbmaterial.

Indem sie Gene lokalisieren, identifizieren, zerschneiden und den herausgeschnittenen Abschnitt – selbst über die Artengrenzen hinweg – in eine andere DNS einpflanzen, können die Gentechniker neue Lebewesen mit neuen Eigenschaften erschaffen.

Erfolgreich ins medizinische Angebot aufgenommen sind neben dem Human-Insulin der gentechnisch hergestellte Hepatitis-B-Impfstoff, der gentechnisch hergestellte Blutgerinnungsfaktor VIII für Bluter und

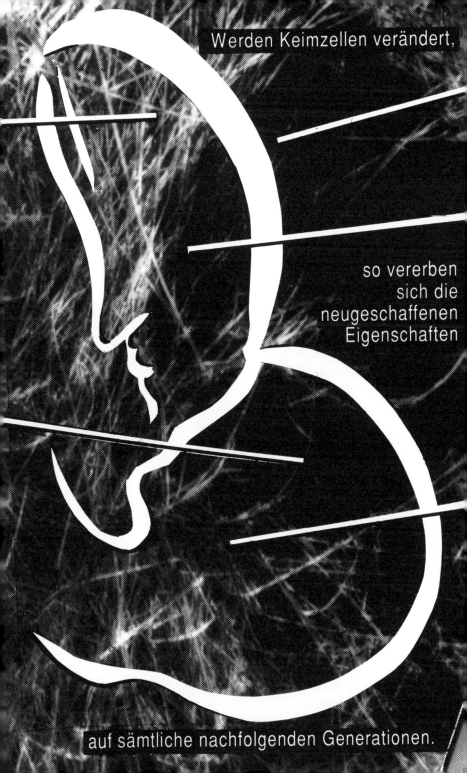

Werden Keimzellen verändert,

so vererben
sich die
neugeschaffenen
Eigenschaften

auf sämtliche nachfolgenden Generationen.

der gentechnisch hergestellte Plasminogenaktivator, der zur Auflösung von Blutgerinnseln bei Herzinfarkt und Lungenembolie eingesetzt wird.

Die Anwendung der Gentechnologie kann aber auch verheerende Auswirkungen haben. Wird gentechnisch hergestelltes Rinderwachstumshormon Kühen täglich gespritzt, so erhöhen diese ihre Milchleistung um 10 bis 40 Prozent. Eine Zulassung des Rinderwachstumshormons hätte zur Folge, dass landwirtschaftliche Klein- und Mittelbetriebe aufgrund des Rationalisierungsdruckes und der steigenden Investitionskosten nicht mehr rentabel wären und das Feld fabrikähnlichen Grossbetrieben überlassen müssten. Zudem sind gedopte Hochleistungskühe krankheitsanfälliger. Sie benötigen mehr Medikamente und brauchen eine andere Fütterung, weniger Gras und Heu, dafür mehr Kraftfutter, welches grösstenteils aus der Dritten Welt importiert wird. Das Brot der Armen als Futter für unser Vieh!

So macht die Gentechnologie letztlich die Reichen reicher und die Armen ärmer, und das in noch viel ausgeprägterem Masse als mit unsern jetzigen Systemen. Die Genmanipulation an Pflanzen führt dazu, dass die Kontrolle über die ganze Landwirtschaft und über die Welternährung von einigen wenigen Nahrungsmittelkonzernen ausgeübt würde. Pflanzen können so manipuliert werden, dass sie nur die firmeneigenen Chemikalien und Dünger vertragen.

Solange die Genmanipulation im geschlossenen Labor stattfand, war die Umweltgefährdung begrenzt. Nun werden bereits die ersten gentechnisch veränderten Bakterien und Pflanzen draussen auf dem Felde getestet. Wenn erst genetisch manipulierte Mikroben und Pflanzen massenweise freigesetzt werden, sind die Gefahren nicht mehr abzuschätzen. Niemand kann voraussagen, welche Auswirkungen die neugeschaffenen Lebewesen im komplexen Ökosystem haben werden.

Dass gentechnisch hergestellte Krankheitserreger auch als biologische Waffen Verwendung finden, ist anzunehmen, da die Grundlagenforschung in den USA zu rund 60 Prozent vom militärischen Sektor finanziert wird.

Ein weiteres Problem ist die Patentierung von Lebewesen. In den USA wurde bereits eine gentechnisch veränderte Maus patentiert. Das heisst, dass diese Maus und ihre Nachkommen in Privatbesitz sind und dass Laboratorien, die diese Mäuse zu Forschungszwecken benützen wollen, dem Besitzer Lizenzen bezahlen müssen. Andere genmanipulierte Tiere sind zur Patentierung angemeldet, so Hühner, die keine Federn mehr haben (um den Arbeitsgang des Federrupfens einzusparen), und ein Schwein, welches infolge Einpflanzung eines menschlichen Gens mehr, jedoch fettärmeres Fleisch liefert.

Es dauert nicht mehr lange, bis die Voraussetzungen für die Genmanipulation beim Menschen geschaffen sind. Veränderung des kranken Erbgutes von Körperzellen wäre vielleicht ethisch noch zu verantworten, da die Manipulation sich nur auf das betreffende Individuum auswirkt. Werden jedoch Keimzellen – Eizelle, Samenzelle, Frühembryo – verändert, so vererbt sich die neugeschaffene Eigenart auf sämtliche nachfolgenden Generationen.

Wenn der Mensch sich selber zum Schöpfergott erhebt, entsteht höchste Gefahr. Wir müssen daher ein Moratorium fordern. Gentechnologische Forschung und Anwendung müssen solange verboten sein, bis man sich über die möglichen Auswirkungen Klarheit verschafft hat. Bis eine solche generelle ökologische und soziale Verträglichkeitsprüfung beschlossen ist, muss den bereits heute möglichen Genmanipulationen Einhalt geboten werden. Im einzelnen sind die gentechnische Herstellung von Rinderwachstumshormon, die Freisetzung von gentechnisch manipulierten Organismen, die Entwicklung von biologischen Waffen, die Patentierung von Lebewesen und gentechnische Eingriffe in Ei- und Samenzellen zu verbieten.

Ikarus kam mit seinen durch Wachs zusammengehaltenen Flügeln der Sonne zu nahe und stürzte ins Meer.

Griechische Mythologie

22

Haben Behinderte kein Lebens-recht?

Der englische Naturforscher Charles Darwin (1809–1882) vertrat die Auffassung, dass in der freien Natur durch den Kampf ums Dasein eine natürliche Zuchtwahl erfolge. Der Starke setzt sich durch, der Schwache geht unter. – Die Gen-Diagnostik eröffnet dem menschlichen Leben erschreckende darwinistische Perspektiven.

Empfängnisverhütungsmittel vom Kondom über die Antibabypille bis zur Unterbindung machten es möglich: Mann und Frau können sich am Geschlechtsakt erfreuen, ohne das Risiko einer Zeugung einzugehen. Die Sexualität wurde von der Fortpflanzung getrennt. Nun folgt ein weiterer Schritt: Für die Fortpflanzung ist der Geschlechtsverkehr gar nicht mehr nötig. Eizelle und Samenzelle können sich auch im Reagenzglas vereinigen.

Wie geht die In-vitro-Fertilisation vor sich? Der Frau werden Hormone gegeben, damit in den Eierstöcken mehrere Eizellen gleichzeitig reifen. Zum Zeitpunkt der hormonell bestimmten Eisprünge werden die Eizellen operativ abgesaugt. Nun erfolgt die Befruchtung dieser Eizellen mit Samenzellen im Reagenzglas – «in der Retorte». Nach der Vorreifung werden die frühen Embryonen untersucht, missgebildete werden vernichtet. Die gesunden Frühembryonen werden 48 Stunden nach der Befruchtung in die Gebärmutter der eigenen Mutter oder einer Leihmutter eingespült. Während der Schwangerschaft wird die Frau nach Bedarf hormonell behandelt.

Was geschieht mit den nicht transferierten Embryonen? Sie werden entweder vernichtet, zu Forschungs-

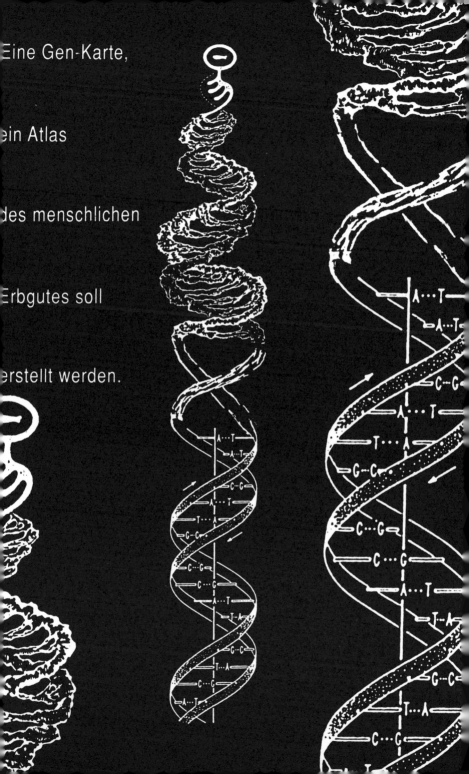

Eine Gen-Karte,

ein Atlas

des menschlichen

Erbgutes soll

erstellt werden.

zwecken verwendet oder therapeutisch benützt. Im zweiten Fall spricht man von «verbrauchender Embryonenforschung». Wissenschafter experimentieren mit den Embryonen, die dabei getötet werden. Anstatt «töten» sagt man beschönigend «verbrauchen». – Im dritten Fall werden embryonale Zellen zur Behandlung von Kranken benützt. So sind weltweit schon 80 bis 90 Transplantationen von embryonalen Inselzellen in den Körper von Diabetikern vorgenommen worden, mit dem Erfolg, dass ein Viertel der behandelten Patienten kein Insulin mehr spritzen musste.

In den letzten 17 Jahren hat die pränatale Diagnostik grosse Fortschritte gemacht. Durch Ultraschall gelingt es, das Kind im Mutterleib bis ins Detail sichtbar zu machen. Fruchtwasserpunktion (Amniozentese), Punktion der Plazenta (Chorionzottenbiopsie) und Nabelschnurpunktion liefern fetales Gewebe und fetales Blut, die untersucht werden zur Diagnose von Missbildungen und Krankheiten.

Die pränatale Diagnostik wirft schwerwiegende ethische Fragen auf. Bedeutet die Diagnose einer unheilbaren Krankheit oder einer Missbildung, dass der Embryo abgetrieben werden soll oder muss? Haben Behinderte kein Lebensrecht? Wird von der Gesellschaft Druck ausgeübt? Kommen beispielsweise Versicherungen für Behinderungen und Krankheiten, die pränatal festgestellt wurden, nicht mehr auf? Sind Paare mit einem erhöhten Krankheitsrisiko oder ist sogar jede schwangere Frau verpflichtet, den Test machen zu lassen, damit die Gesellschaft nicht mit einem behinderten Menschen belastet wird? Wie frei darf ein Paar bleiben, seine Reproduktion selbst zu wählen?

Eine kritische Betrachtung erfordert schliesslich das gigantische Genom-Projekt. Der nordamerikanische Biochemiker und Nobelpreisträger Walter Gilbert will nichts weniger als das Genom des Menschen,

das heisst die Gesamtheit der Gene, vollständig ent-
schlüsseln. Der Mensch hat in seinen 23 Chromoso-
menpaaren rund drei Milliarden Basenpaare. Daher
ist die Entwicklung der automatischen Sequenzanaly-
se der DNS-Bausteine, mit der täglich eine Million
Basen analysiert werden können, die Voraussetzung
für das Gelingen des Projektes. Eine Gen-Karte, ein
Atlas des menschlichen Erbgutes, soll erstellt werden. Die Folge ist der «gläserne Mensch». Aufgrund
der individuellen Genkarte könnte die Zuteilung der
Kinder zu den verschiedenen Schultypen und später
zu den verschiedenen Berufen erfolgen. Arbeitssu-
chende könnten entsprechend der Genkarte einge-
stellt oder abgewiesen werden. Die Menschen könnten der Arbeit, der Umwelt, den Versicherungen, den
Pharmazeutika angepasst werden anstatt umgekehrt.
Der Einsatz für menschengerechte Schulen, menschengerechte Arbeit, eine menschengerechte Umwelt, eine menschengerechte Medizin, eine menschengerechte Gesellschaft wäre nicht mehr gefragt.
Wer zu empfindlich, zu sensibel, zu schwach ist, um
die verschiedenen Umweltbedingungen ertragen zu
können, würde ausgemerzt.

Ist der Mensch nicht mehr als ein Tier? Gilt auch für
ihn die freie Zuchtwahl durch das Recht des Stärke-
ren? Was den Menschen zum Menschen macht und
ihn vom Tier unterscheidet, ist nicht in erster Linie
die Intelligenz, sondern das Gewissen: die Fähigkeit,
ethisch zu empfinden. Da Wissenschafter und For-
scher für sich beanspruchen, «wertfrei» zu arbeiten,
und da für die Wirtschaftsfachleute nur ökonomische
und nicht etwa ethische Kriterien ausschlaggebend
sind, dürfen wir die Gentechnologie keinesfalls den
Experten überlassen. Wir müssen unsern Kampf für
Solidarität mit den Schwächeren verstärken, w i r
müssen Werte setzen!

Normalität ist ein quantitativer Begriff;
Normal ist, wie die meisten sind. Die
Normalen bilden die Masse.

Die guten Ideen, die zu Veränderung
führen, kommen aber von jenen, die ausserhalb der Norm sind. Die Wenigen sind
wichtiger als die Vielen.

23

Gen-Zerstörung bedeutet das Ende der Naturgeschichte

Der Mensch ist von der Natur abhängig, sie ist seine Lebensgrundlage. Trotzdem zerstört er sie, weil ihm kurzfristige Vorteile wichtiger sind als der langfristige Bestand der Natur und der Menschheit.

Die lebendige Natur hat eine Geschichte von vier Milliarden Jahren. In dieser langen Zeit hat sich das organische Leben gebildet, entfaltet und langsam verändert. Die Evolution wurde manchmal plötzlich gebremst oder in eine andere Richtung gelenkt, etwa durch Wirbelstürme, Überschwemmungen, Dürren oder wenn ein Komet auf die Erde aufschlug, was etwa alle 26 Millionen Jahre einmal geschehen ist. Solche Naturkatastrophen können die Tier- und Pflanzenwelt mehr oder weniger stark beeinflussen.

Erst in der Neuzeit greift auch der Mensch in das organische Leben ein. Was in Millionen Jahren an lebenden Organismen entstanden ist, wird heute in wenigen Jahrzehnten ausgelöscht. Für die Schweiz und die BRD erstellen besorgte Naturforscher «Rote Listen» von gefährdeten Arten. Rund ein Drittel unserer Tiere und Pflanzen sind vom Aussterben bedroht. Ein Inventar der Artenvielfalt stellte der englische Umweltforscher Norman Myers zusammen und kommt auf eine Gesamtheit der auf der Erde lebenden Arten von fünf Millionen. Zwei Drittel davon leben in den Tropen und von diesen wiederum zwei Drittel in den tropischen Wäldern. In den tropischen Wäldern findet sich also die Artenvielfalt konzentriert. Diese Wälder wurden durch den zivilisierten Men-

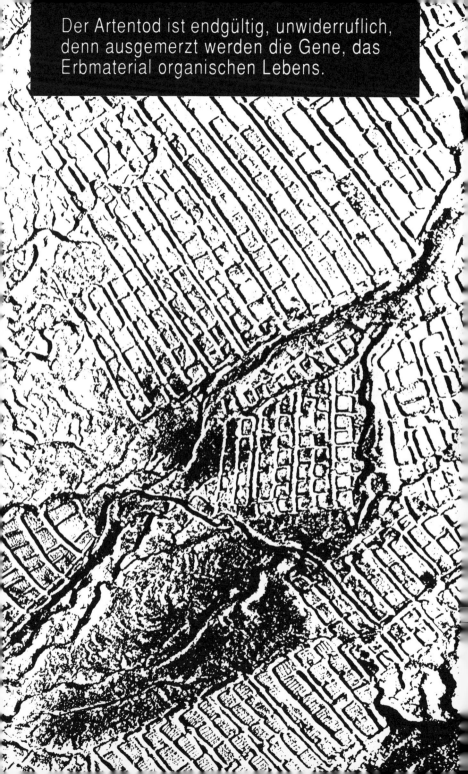

Der Artentod ist endgültig, unwiderruflich, denn ausgemerzt werden die Gene, das Erbmaterial organischen Lebens.

schen bereits stark zurückgedrängt, so dass sie heute nur noch sieben Prozent der gesamten Landfläche bedecken. Myers schätzt, dass im Jahre 2000 eine Million Arten – Säugetiere, Fische, Reptilien, Insekten, Bäume und andere Pflanzen –, ein Fünftel aller Lebewesen, ausgerottet sein wird. Und die wichtigsten Träger des Lebens, die Überreste der tropischen Wälder in Lateinamerika, Afrika und Ostasien, sind heute von der vollständigen Zerstörung bedroht.

Der Artentod ist endgültig, unwiderruflich, denn ausgemerzt werden die Gene, das Erbmaterial organischen Lebens. Gen-Zerstörung bedeutet das Ende der langen Naturgeschichte und beendet die natürliche Evolution abrupt.

Wie konnte es dazu kommen, dass der Mensch die Natur zerstört und damit den Bestand der eigenen Art gefährdet? Die eigentliche Ursache liegt im Machtstreben des Menschen. Es gab schon immer Menschen, die Macht über andere Menschen und über die Natur gewinnen wollten. Die Geschichte des Imperialismus und Kolonialismus ist das entsprechende Beispiel aus den letzten Jahrhunderten. Der Imperialismus als das Herrschaftsstreben, das den eigenen Machtbereich auf benachbarte oder fernliegende Gebiete ausdehnt, soll dem eigenen Land Rohstoffeinfuhr und Absatzmärkte sichern. Dass die Machtausübung auf Unterdrückung und Ausbeutung beruht, ist die traurige Kehrseite für die Schwächeren. Heute haben die technologischen und ökonomischen Systeme, die das Ungleichgewicht zwischen Nord und Süd aufrechterhalten, geradezu eine Eigendynamik entwickelt und drohen der menschlichen Kontrolle zu entgleiten. Der Kapitalismus basiert nun einmal auf dem Sozialdarwinismus, wonach der Starke gewinnt und der Schwache verliert. Die reichen Industrieländer und die grossen multinationalen Gesellschaften besitzen das Kapital, beherrschen die internationalen Märkte und streichen die Gewinne ein, während die armen Länder der Dritten Welt gegenüber den westlichen Industrienationen tief verschuldet sind. Wenn die reichen den armen Ländern Kredite gewähren, machen sie regelmässig politische Auflagen, die die Schwachen dazu zwingen, ihre Exporte auszubauen, damit die Schulden bezahlt werden können. Die Bedürfnisse der eigenen Bevölkerung werden vernachlässigt. Schul-, Gesundheits- und Sozialprojekte werden reduziert oder gestoppt, das Land kann sich nicht entwickeln.

Nun befindet sich wie gesagt der grösste Artenreichtum in den Dritt-Welt-Ländern, insbesondere in deren Regenwäldern, die sie wegen ihrer Schuldenverstrickung gnadenlos ausbeuten, ausbeuten müssen. Soll der Genbestand unserer Erde erhalten bleiben, so muss also das Problem der Verschuldung der Dritt-Welt-Länder gelöst werden. Dabei müssen wir uns bewusst sein, dass der notwendige Schuldenerlass nicht etwa ein Gnadenakt, sondern eine Wiedergutmachung für jahrhundertelang angetanes Unrecht ist. Der Schuldenerlass und die Entwicklung der Dritt-Welt-Länder liegen ausserdem in unserem eigenen Interesse, denn das Erbmaterial organischen Lebens ist die Grundlage der ganzen Menschheit.

Wir wissen, dass der weisse Mann unsere Art nicht versteht. Ein Teil der Erde ist ihm gleich jedem anderen, denn er ist ein Fremder, der kommt in der Nacht und nimmt von der Erde, was immer er braucht. Die Erde ist sein Bruder nicht, sondern Feind, und wenn er sie erobert hat, schreitet er weiter. Er lässt die Gräber seiner Väter zurück – und kümmert sich nicht. Seiner Väter Gräber und seiner Kinder Geburtsrecht sind vergessen. Er behandelt seine Mutter, die Erde, und seinen Vater, den Himmel, wie Dinge zum Kaufen und Plündern, zum Verkaufen wie Schafe oder glänzende Perlen. Sein Hunger wird die Erde verschlingen und nichts zurücklassen als die Wüste.

Worte des indianischen
Häuptlings Seattle
an den amerikanischen
Präsidenten im Jahre 1855

24

Ziel der Prävention ist ein erfülltes Leben

Mit Prävention wollen wir einem Schaden zuvorkommen, einen Unfall vermeiden, einer Krankheit vorbeugen. Wir dürfen uns aber nicht damit begnügen, für unser eigenes, individuelles Wohl vorzusorgen. Auch für unsere Mitmenschen, unsere Nachkommen und unsere Mitwelt sind wir verantwortlich.

Ich möchte erklären, was ich unter Prävention verstehe, weil dieser Begriff, wie soviele andere, oft sinnentleert und ins Gegenteil verkehrt wird. Das neuste medizinische Spezialgebiet ist die Prediktive Medizin: es ist möglich geworden, durch Untersuchungen am Embryo vorauszusagen, ob mit einer Missbildung oder einer Erbkrankheit zu rechnen ist. Prävention bedeutet auch hier Abwendung eines Schadens, hier allerdings im Sinne von Vermeidung einer finanziellen Belastung des Gesundheitswesens, der Krankenkasse, der Invalidenversicherung, indem der Embryo entfernt wird. Für den werdenden Menschen jedoch bedeutet so verstandene Prävention getötet werden! Was wollen wir mit Prävention erreichen? Welchem Zweck soll die Gesundheitsvorsorge dienen? Ein langes Leben ist zwar erstrebenswert, aber nicht auf jeden Fall und über die physiologischen Möglichkeiten hinaus. Als Ziel ist anzustreben, möglichst lang gesund zu bleiben und die Zeitspanne vor dem Sterben, in welcher wir krank und hinfällig sind, möglichst kurz zu halten.

Ein weiteres Ziel der Prävention ist, erst dann zu sterben, wenn wir dazu bereit sind, wenn wir loslassen können.

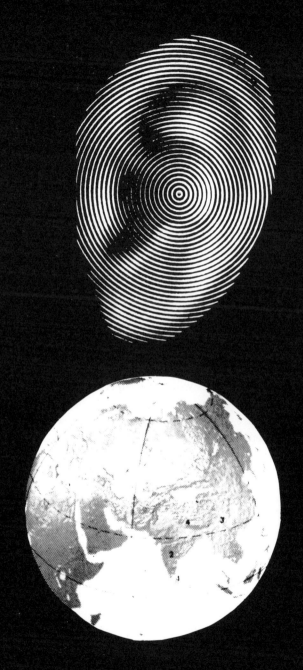

Wir sollen uns einsetzen für eine bessere Welt.

Unvergesslich bleibt mir ein 12jähriger Knabe, der an einer Leukämie starb und im Sterben schrie: «Ich will noch nicht sterben!» – Mit 12 Jahren ist dieser Knabe viel zu früh gestorben. Vielleicht wäre der frühe Tod vermeidbar gewesen, beispielsweise, wenn die Leukämie durch radioaktive Strahlung verursacht worden ist.

Zu früh sterben viele Menschen im Strassenverkehr. Der motorisierte Verkehr auf unsern Schweizer Strassen fordert jährlich bei über 70 000 Unfällen 30 000 Verletzte, 3000 Invalide und 1000 Tote. Dürfen wir diese Menschenopfer als Tribut an das Auto einfach hinnehmen? Kurt Marti ist in seinen «Leichenreden» anderer Meinung.

dem herrn unserem gott
hat es ganz und gar nicht gefallen
dass gustav e. lips
durch einen verkehrsunfall starb

erstens war er zu jung
zweitens seiner frau ein zärtlicher mann
drittens zwei kindern ein lustiger vater
viertens den freunden ein guter freund
fünftens erfüllt von vielen ideen

was soll jetzt ohne ihn werden?
was ist seine frau ohne ihn?
wer spielt mit den kindern?
wer ersetzt einen freund?
wer hat die neuen ideen?

dem herrn unserem gott
hat es ganz und gar nicht gefallen
dass einige von euch dachten
es habe ihm solches gefallen

im namen dessen der tote erweckte
im namen des toten der auferstand
wir protestieren gegen den tod von gustav e. lips

Die Überlebenschance eines Fussgängers bei einem Verkehrsunfall ist von der Fahrgeschwindigkeit des Autos abhängig. Bei 80 km/h ist der Tod sicher, bei 20 km/h überleben 90 Prozent. Als Prävention drängt sich flächendeckende Verkehrsberuhigung in Wohngebieten auf.

Bei guter Gesundheit ein hohes Alter erreichen, kann nicht das einzige Ziel sein. Unser Leben muss ausgefüllt und erfüllt sein. Im folgenden Gedicht aus Kurt Martis «Leichenreden» kommt zum Ausdruck, dass viele sich mit einem zu dürftigen Lebensinhalt zufrieden geben – oft zufrieden geben müssen.

sein leben
war arbeit
arbeit auch
in der freizeit

und dennoch
hat er sein ziel
das eigene heim
erst heute erreicht

denn rascher
als die ersparnisse
wuchsen die preise
von boden und bau

jetzt aber
ist er am ziel
im eigenen heim
in der urne aus ton

jetzt hat er
für zwanzig jahre
ein fleckchen erde
für sich und die frau

hier ruhe er nun
in frieden

70 Prozent der Schweizer sind Mieter. Trotzdem verhält sich die Mehrheit in Abstimmungen über das Mietwesen und über das Bodenrecht wie Besitzer. Wahrscheinlich in der Hoffnung, später einmal selbst Besitzer von Grund und Boden und einem Haus zu werden.

Selbst wenn dieses Ziel, das Eigenheim, erreicht wird, macht das noch keineswegs ein erfülltes Leben aus. Materieller Reichtum genügt nicht.

Das Ziel der Prävention ist ein glückliches, sinnvolles, erfülltes Leben. Wir geben dem Leben Sinn, indem wir unsere Fähigkeiten nutzen: den Verstand, die Sinne, das Gewissen.

Wir sollen kritisch sein, eigenständig denken und nach unserer Überzeugung handeln.

Wir sollen unsere Sinne gebrauchen, das Schöne und Gute geniessen, lieben (und geliebt werden).

Unser Wirken soll über die eigene Person hinausreichen, indem wir uns einsetzen für die Mitmenschen, für die Nachkommen, für eine bessere Welt.

Was ist Leben?

Leben
das ist die Wärme
des Wassers in meinem Bad

Leben
das ist mein Mund
an deinem offenen Schoss

Leben
das ist der Zorn
auf das Unrecht in unsern Ländern

Die Wärme des Wassers
genügt nicht
Ich muss auch drin plätschern

Mein Mund an deinem Schoss
genügt nicht
Ich muss ihn auch küssen

Der Zorn auf das Unrecht
genügt nicht
Wir müssen es auch ergründen

und etwas
gegen es tun
Das ist Leben

Erich Fried
Liebesgedichte
Wagenbach
Berlin 1979